43109097R00175

Made in the USA
Middletown, DE
21 November 2023

הרגישו טוב,
קבלו את הכאב בחייכם,
ואל תשכחו לתרגל :)

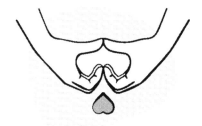

מהדורה ראשונה 2023

למות מכאבים
ולהשאר בחיים

מחברת תרגול להתמודדות עם כאב כרוני

עומר חגי

חיים עם כאבים

החיים הם מסע מורכב של רגשות, חוויות ואתגרים, שבו הכאב מוצא לעיתים את מקומו במסע, כבן לוויה עיקש.
הכאב שוזר את נוכחותו בכל צעד ושעל בחיינו ומטיל צל אפילו על הרגעים הפשוטים ביותר. הוא משתרע מעבר לתחום הפיזי, ומשתלב עם הרגשות, המחשבות והחוויות היומיומיות שלנו, וצובע אותם בגוונים של תסכול, עצב וייאוש.

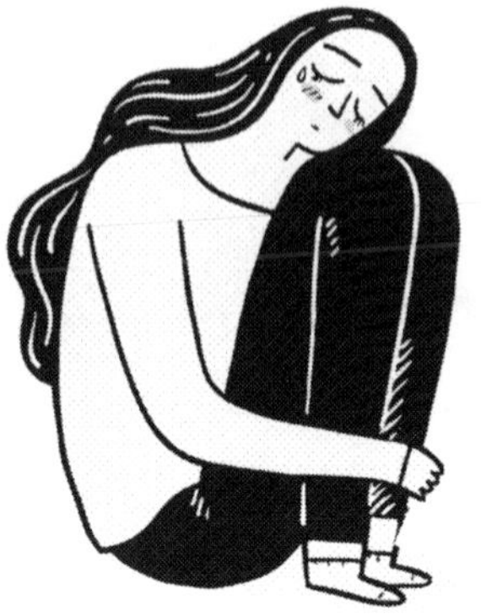

נטל הכאב הכרוני יכול להעיב על מערכות היחסים שלנו, לעכב אינטראקציות חברתיות ולגרום לנו להרגיש בודדים במאבק שלנו. הכאב עלול לשבש את הפעילויות היומיומיות שלנו ולאתגר את היצרנות והיעילות שלנו.
העלות שהכאב גובה מרווחתנו הנפשית עלולה להוביל לחרדה, דיכאון ותחושת אי-וודאות לגבי העתיד.

אך לא כל נוכחות של כאב עשויה להביא איתה סבל; הכאב נחשב לחלק אינטגרלי מהחיים והינו משהו שכל היצורים החיים יחוו בשלב מסוים בחייהם.
סבל לעומת זאת, הוא החוויה הרגשית והנפשית של כאב, ומתייחס למחשבות ולרגשות השליליים שיכולים להתעורר בתגובה לכאב - פחד, חרדה, דיכאון וכעס. יש המאמינים שהסבל נובע לא מהכאב עצמו אלא מההתנגדות של הנפש אליו.

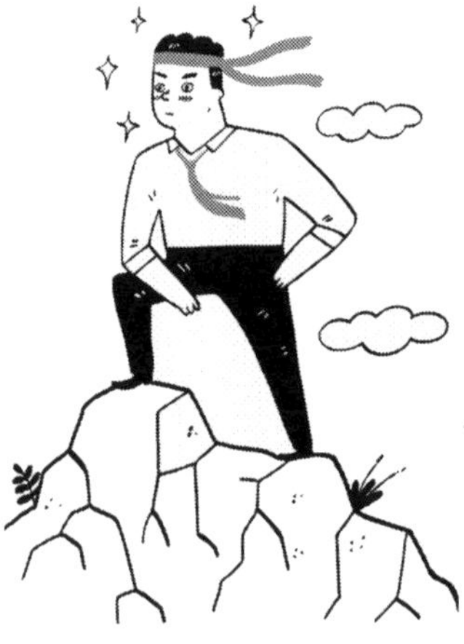

ובכל זאת, בתוך המורכבות והאתגרים, יש תקווה. אנחנו יכולים לאמץ פרספקטיבה חדשה, כזו המכירה במציאות הכאב הכרוני, תוך טיפוח חמלה עצמית וקבלה.
נצא למסע של גילוי עצמי, נפתח מערכת יחסים חדשה עם הכאב ונבנה חיים המתעלים מאחיזתו.
במסענו, נרצה ליצור מרחב בליבנו שבו כאב יכול להתקיים לצד תקווה, נחמה ונדיבות, לעצמנו ולאחרים. נאמץ את האתגרים והניצחונות, נכבד את הכוח השוכן בתוכנו וננווט בדרך של קבלה, חוסן וצמיחה אישית.
זיכרו, קבלה אינה מרמזת על כניעה או ויתור; זוהי בחירה מודעת להכיר בנוכחות הכאב מבלי לאפשר לו להגדיר את כל קיומנו.

זוהי הכרה שהכאב, למרות שהוא חלק מאיתנו, אינו מכלה אותנו לחלוטין. על ידי שינוי נקודת המבט שלנו, אנו פותחים את עצמנו לאפשרות לחיות חיים מספקים, למרות הזוגיות המתמדת בינינו לבין הכאב.

בתחילת המסע, נרצה ראשית לבחון את ההשפעה של הכאב הכרוני על חיינו; נוכחות הכאב נוגעת בתחומים שונים בחיים, ומשפיעה על כל אחד מהם:

מערכות יחסים: הכאב יכול לגרום לתחושת תסכול, עצב ומתח, שיכולים להקשות על התקשורת עם אחרים. הכאב עשוי להוביל למתח בזוגיות; בני הזוג של אנשים הסובלים מכאב כרוני עשויים להרגיש אשמה, תסכול או כעס, מה שיכול להקשות על הקשר. כמו כן, הכאב עשוי להגביל את היכולת לבצע פעילויות משותפות עם בן או בת הזוג או עם חברים.

עבודה וקריירה: הכאב יכול לגרום לקשיים בהגעה לעבודה, בביצוע המשימות ובתפקוד במקום העבודה. במקרים מסוימים, הכאב עשוי להוביל לאובדן עבודה או לירידה בהכנסה.

פעילות גופנית: הכאב יכול להקשות על ביצוע פעילות גופנית, שחשובה לבריאות הפיזית והנפשית. חוסר פעילות גופנית עלול להוביל לעלייה במשקל לצד בעיות בריאותיות נוספות ולירידה באיכות החיים, ולהעצמת תחושת התסכול והייאוש.

השפעה חברתית: הכאב יכול להוביל לתחושת בדידות וניתוק חברתי. אנשים הסובלים מכאב כרוני עשויים להימנע מפעילויות חברתיות מחשש שהכאב יגרום להם להרגיש לא בנוח או שיפגע בחוויה המשותפת. בנוסף, הכאב יכול להקשות על יצירת קשרים חדשים; אנשים הסובלים מכאב כרוני עשויים להרגיש חוסר נוחות או ביישנות, מה שעלול להקשות עליהם להכיר אנשים חדשים.

רווחה ואיכות חיים: הכאב הכרוני יכול להוביל לירידה ברווחה ובאיכות החיים. הוא עלול לגרום לתחושות של עייפות, דיכאון וחרדה. במקרים מסוימים, הכאב עלול להוביל לקשיים בתפקוד היומיומי ובביצוע מטלות בסיסיות.

חשבו באילו תחומים בחייכם הכאב נוגע ואיזה אתגרים הוא מציב בפניכם.

בכל אחד מהתחומים שציינתם, מה הייתם רוצים שישתנה בעקבות המסע שאתם הולכים לעבור? השתמשו בנקודות אלה כרשימת מטרות או כהצהרת כוונות לקראת המסע.

נצא ביחד למסע ונזכור שקבלת הכאב לתוך חיינו אינה אירוע חד פעמי, אלא תרגול מתמשך. הדבר דורש סבלנות, חמלה עצמית ומחויבות אמיתית לרווחתנו. נקבל את הרגע הנוכחי כפי שהוא, אפילו בתוך האתגרים, ונהיה בטוחים ביכולות שלנו לנווט במורכבות החיים בנדיבות ונחישות.

חשוב להכיר במגבלות וביכולות שלנו ולהתאים את הציפיות למציאות החדשה. להכיר תודה על רגעי ההפוגה, על הנצחונות הקטנים, התובנות וההישגים, ולזכור שאנחנו לא לבד במסע המצפה לנו.

תרגול נעים :)

מה עושים עם הספר?

הספר בנוי כמחברת תרגול המחולקת לנושאים שונים, המרכיבים את חייהם של מתמודדי הכאב הכרוני.
מחברת התרגול באה לעזור ברכישת כלים ושיטות בהכרה וקבלת הכאב בחיים, סיוע בניהול הכאב לצד אתגרי ומשימות היום ותכנון המציאות החדשה בצורה מיטיבה ובריאה. בנוסף, המחברת מכילה מאגר תרגילים ופעילויות מרגיעות ומסיחות דעת העשויים לעזור בהתמודדות היומיומית המאתגרת.

מציאת התרגולים והשיטות המיטיבים עמנו, לצד תרגול קבוע ותמיכה מהסביבה, יכולים לסייע בהפחתת רמות הכאב, פיתוח קבלה וחמלה עצמית וצמצום הביקורת העצמית, התמודדות מיטיבה עם התקפי כאב ומתח ושיפור איכות החיים.

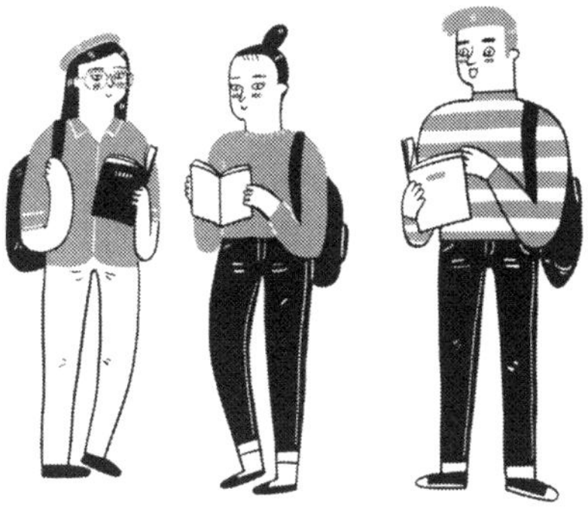

תוכן עניינים

תרגולי בוקר וערב

תרגולי הבוקר והערב מכילים משימות ותרגולים העשויים לסייע לפתיחתו וסגירתו של היום בצורה חיובית ושלווה. במהלך התרגולים הללו, אנו מתבקשים להתרכז בעצמנו, להאזין לגוף ולנפש, ולפתח כלים שיסייעו לנו להתמודד עם האתגרים היומיומיים.

תרגולי הבוקר מאפשרים לנו לפתח יום באופן חיובי ורגוע, מאפשרים לנו להתרכז ברגע הנוכחי ומסייעים לנו להתמודד עם אתגרי היום לצד הכאבים, תוך פיתוח חמלה עצמית ונדיבות כלפי עצמנו.

שרבוט הכאב האקספרסיבי המופיע כחלק מתרגול הבוקר, הוא כלי יצירתי וחופשי שיכול לסייע לנו לבטא רגשות וחוויות הקשורות לכאבים הכרוניים שאנו חווים. בעזרתו, נוכל לצייר ולשרבט, ללא שיפוטיות וביקורת עצמית.
הרעיון הוא להתבטא בצורה חופשית וללא הגבלות, כשאין חשש מהתוצאה. בעזרת השרבוט, נוכל לספק ביטוי לרגשות כמו כעס, עצבות, או פחד, שלעיתים יכולים להיות מורכבים לביטוי בצורה מילולית.
שרבוט הכאב האקספרסיבי משמש כלי חשוב במסע ויכול לסייע בהתמודדות ובהבעת רגשות בצורה בריאה ויצירתית.

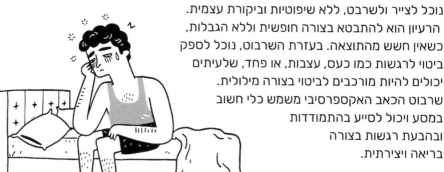

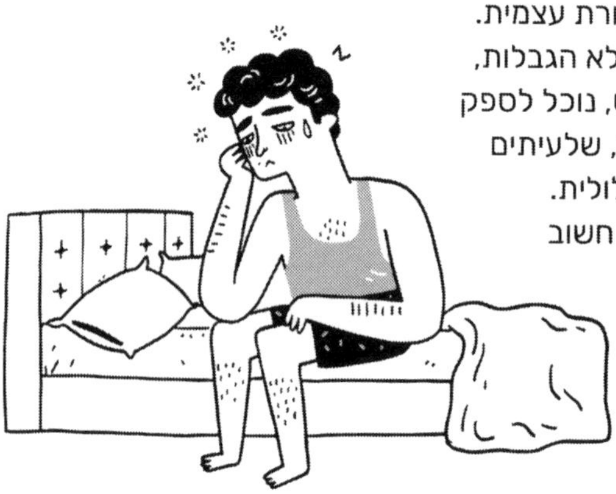

תרגולי הערב מסייעים לנו לשחרר לחצים ולהתבונן על אירועי היום בצורה חיובית ובריאה יותר. הם מאפשרים לנו להתמודד עם התסכולים והקשיים שחווינו במהלך היום, ותורמים למצב רוח טוב ורגוע לפני השינה. בנוסף, תרגולי הערב עוזרים לנו להתכונן ליום המחר ולנהל את אתגרי המחר לצד הכאב.

ביחד, תרגולי הבוקר והערב עוזרים לספק מסגרת נכונה וחיובית להתמודדות עם הכאבים, ויוצרים את הבסיס להתבוננות סלחנית וחומלת על אתגרי היום השונים וההתמודדות שלנו איתם.

שרבוט כאב אקספרסיבי - תנו ליד ולעפרון לטייל חופשי על הדף.

מה האתגר הגדול של היום?

תארו את האתגר הגדול של היום וספרו מה תוכלו לעשות כדי להתמודד ולהתגבר עליו.

תכננו לכם Happy Hour - שעה שבה תחגגו את העובדה שצלחתם את כל אתגרי היום.

לעתים הכאב בבוקר הוא כל כך קשה שקשה להאמין שנצליח לעבור את היום. כתבו לעצמכם משהו מחזק להמשך היום על כך שהמצב הוא זמני, הוא ישתפר ויהיה בסדר.

איחול יומי - אחלו לעצמכם כל מה שתרצו; יום ללא כאבים, מצב רוח טוב, יום רגוע ועוד. עיניים טובות וחומלות מסייעות ביצירת מסר חיובי ומיטיב.

חשבו על חוויה חיובית מיום האתמול או מיום אחר שמילאה אתכם שמחה, נחמה או הקלה. מה תוכלו לעשות כדי לשכפל את התחושה גם להיום?

חשבו על רגע מאתגר או על קושי שחוויתם אתמול או ביום אחר. כיצד תוכלו להציע לעצמכם טוב לב, חמלה והבנה שיעזרו לכם להתמודד עם קושי דומה שיעלה היום?

חשבו על מסר או על משפט עבורכם שיזכיר לכם לבקש עזרה ותמיכה שתעזור לכם להתמודד למקרה ותחושו כאב בלתי נסבל היום או קושי רב להתמודד (אני לא לבד, יש לי אהובים שרוצים בטובתי, חיבוק מנחם תמיד עוזר לי).

חשבו על אדם, פעילות או תחביב שמשפרים את מצב רוחכם או מעניקים לכם נחמה ותמיכה. כיצד תוכלו לשלבם במהלך היום, אפילו במינון נמוך, כך שיוכלו לסייע לכם?

כתיבה חופשית - כתבו כל מה שעולה לכם לראש. אין צורך לסנן או לערוך, פשוט הוציאו את כל המחשבות שרצות לכם בראש.

ממה הכי נהנתם היום? ספרו.

לחיות עם כאבים זו משימה מאתגרת ולא פשוטה. היו גאים בעצמכם על שצלחתם את היום, גם אם זה לא היה בדיוק כמו שתכננתם. חזקו את עצמכם על המאמץ והחוסן.

נסו לחשוב על רגע ספציפי שהיה היום שבו הפגנתם כוח מול הכאב. כתבו כיצד התגברתם על הכאב או האתגר. הכירו וחגגו את ההתמודדות וההצלחה.

אחלו לעצמכם איחול מלא תקווה ליום המחר. אפשר גם לשבוע, החודש או השנה הקרובים.

נסו לחשוב על רגע או מחשבה מהיום שגרמו לכם צער, כאב, רגשות אשם או כעס. כיצד תוכלו להסתכל על מה שקרה בעיניים טובות וחומלות, ולהציע לעצמכם הבנה וחמלה על האופן שבו הגבתם או הרגשתם?

לפעמים, גם אנחנו שוכחים את הכאב שאנחנו סוחבים, וכועסים על עצמנו על כך שלא השגנו או הספקנו משהו. הציעו לעצמכם חמלה ואהבה עצמית, על כך שזה בסדר אם לא הכל הסתדר בדיוק כמו שתכננו.

חשבו על רגע שבו הראית לעצמכם טוב לב או חמלה עצמית בעיצומו של כאב. כתבו על הפעולה הספציפית שעשיתם ואיך היא גרמה לכם להרגיש. כיצד תוכלו לחזק את מעשה החמלה ולשמור אותו לעתיד?

חשבו על תמיכה או עזרה שקיבלתם מאדם קרוב, רחוק, קרוצת תמיכה או מישהו אהוב. כיצד התמיכה עזרה לכם וכיצד גרמה לכם להרגיש? זכרו לבקש עזרה בפעם הבאה שתזדקקו לה.

כתיבה חופשית - כתבו כל מה שעולה לכם לראש. אין צורך לסנן או לערוך, פשוט הוציאו את כל המחשבות שרצות לכם בראש.

שרבוט כאב אקספרסיבי - תנו ליד ולעפרון לטייל חופשי על הדף.

מה האתגר הגדול של היום?

תארו את האתגר הגדול של היום וספרו מה תוכלו לעשות כדי להתמודד ולהתגבר עליו.

תכננו לכם Happy Hour - שעה שבה תחגגו את העובדה שצלחתם את כל אתגרי היום.

לעתים הכאב בבוקר הוא כל כך קשה שקשה להאמין שנצליח לעבור את היום. כתבו לעצמכם משהו מחזק להמשך היום על כך שהמצב הוא זמני, הוא ישתפר ויהיה בסדר.

איחול יומי - אחלו לעצמכם כל מה שתרצו; יום ללא כאבים, מצב רוח טוב, יום רגוע ועוד. עיניים טובות וחומלות מסייעות ביצירת מסר חיובי ומיטיב.

חשבו על חוויה חיובית מיום האתמול או מיום אחר שמילאה אתכם שמחה, נחמה או הקלה. מה תוכלו לעשות כדי לשכפל את התחושה גם להיום?

חשבו על רגע מאתגר או על קושי שחוויתם אתמול או ביום אחר. כיצד תוכלו להציע לעצמכם טוב לב, חמלה והבנה שיעזרו לכם להתמודד עם קושי דומה שיעלה היום?

חשבו על מסר או על משפט עבורכם שיזכיר לכם לבקש עזרה ותמיכה שתעזור לכם להתמודד למקרה ותחושו כאב בלתי נסבל היום או קושי רב להתמודד (אני לא לבד, יש לי אהובים שרוצים בטובתי, חיבוק מנחם תמיד עוזר לי).

חשבו על אדם, פעילות או תחביב שמשפרים את מצב רוחכם או מעניקים לכם נחמה ותמיכה. כיצד תוכלו לשלבם במהלך היום, אפילו במינון נמוך, כך שיוכלו לסייע לכם?

כתיבה חופשית - כתבו כל מה שעולה לכם לראש. אין צורך לסנן או לערוך, פשוט הוציאו את כל המחשבות שרצות לכם בראש.

ערב טוב .... א ב ג ד ה ו ש

ממה הכי נהנתם היום? ספרו.

לחיות עם כאבים זו משימה מאתגרת ולא פשוטה. היו גאים בעצמכם על שצלחתם את היום, גם אם זה לא היה בדיוק כמו שתכננתם. חזקו את עצמכם על המאמץ והחוסן.

נסו לחשוב על רגע ספציפי שהיה היום שבו הפגנתם כוח מול הכאב. כתבו כיצד התגברתם על הכאב או האתגר. הכירו וחגגו את ההתמודדות וההצלחה.

אחלו לעצמכם איחול מלא תקווה ליום המחר. אפשר גם לשבוע, החודש או השנה הקרובים.

נסו לחשוב על רגע או מחשבה מהיום שגרמו לכם צער, כאב, רגשות אשם או כעס. כיצד תוכלו להסתכל על מה שקרה בעיניים טובות וחומלות, ולהציע לעצמכם הבנה וחמלה על האופן שבו הגבתם או הרגשתם?

לפעמים, גם אנחנו שוכחים את הכאב שאנחנו סוחבים, וכועסים על עצמנו על כך שלא השגנו או הספקנו משהו. הציעו לעצמכם חמלה ואהבה עצמית, על כך שזה בסדר אם לא הכל הסתדר בדיוק כמו שתכננו.

חשבו על רגע שבו הראית לעצמכם טוב לב או חמלה עצמית בעיצומו של כאב. כתבו על הפעולה הספציפית שעשיתם ואיך היא גרמה לכם להרגיש. כיצד תוכלו לחזק את מעשה החמלה ולשמור אותו לעתיד?

חשבו על תמיכה או עזרה שקיבלתם מאדם קרוב, רחוק, קבוצת תמיכה או מישהו אהוב. כיצד התמיכה עזרה לכם וכיצד גרמה לכם להרגיש? זכרו לבקש עזרה בפעם הבאה שתזדקקו לה.

ערב טוב .... א ב ג ד ה ו ש

כתיבה חופשית - כתבו כל מה שעולה לכם לראש. אין צורך לסנן או לערוך, פשוט הוציאו את כל המחשבות שרצות לכם בראש.

שרבוט כאב אקספרסיבי - תנו ליד ולעפרון לטייל חופשי על הדף.

מה האתגר הגדול של היום?

תארו את האתגר הגדול של היום וספרו מה תוכלו לעשות כדי להתמודד ולהתגבר עליו.

תכננו לכם Happy Hour - שעה שבה תחגגו את העובדה שצלחתם את כל אתגרי היום.

לעתים הכאב בבוקר הוא כל כך קשה שקשה להאמין שנצליח לעבור את היום. כתבו לעצמכם משהו מחזק להמשך היום על כך שהמצב הוא זמני, הוא ישתפר ויהיה בסדר.

איחול יומי - אחלו לעצמכם כל מה שתרצו; יום ללא כאבים, מצב רוח טוב, יום רגוע ועוד. עיניים טובות וחומלות מסייעות ביצירת מסר חיובי ומיטיב.

חשבו על חוויה חיובית מיום האתמול או מיום אחר שמילאה אתכם שמחה, נחמה או הקלה. מה תוכלו לעשות כדי לשכפל את התחושה גם להיום?

חשבו על רגע מאתגר או על קושי שחוויתם אתמול או ביום אחר. כיצד תוכלו להציע לעצמכם טוב לב, חמלה והבנה שיעזרו לכם להתמודד עם קושי דומה שיעלה היום?

חשבו על מסר או על משפט עבורכם שיזכיר לכם לבקש עזרה ותמיכה שתעזור לכם להתמודד למקרה ותחושו כאב בלתי נסבל היום או קושי רב להתמודד (אני לא לבד, יש לי אהובים שרוצים בטובתי, חיבוק מנחם תמיד עוזר לי).

חשבו על אדם, פעילות או תחביב שמשפרים את מצב רוחכם או מעניקים לכם נחמה ותמיכה. כיצד תוכלו לשלבם במהלך היום, אפילו במינון נמוך, כך שיוכלו לסייע לכם?

כתיבה חופשית - כתבו כל מה שעולה לכם לראש. אין צורך לסנן או לערוך, פשוט הוציאו את כל המחשבות שרצות לכם בראש.

ערב טוב .... א ב ג ד ה ו ש

ממה הכי נהנתם היום? ספרו.

לחיות עם כאבים זו משימה מאתגרת ולא פשוטה. היו גאים בעצמכם על שצלחתם את היום, גם אם זה לא היה בדיוק כמו שתכננתם. חזקו את עצמכם על המאמץ והחוסן.

נסו לחשוב על רגע ספציפי שהיה היום שבו הפגנתם כוח מול הכאב. כתבו כיצד התגברתם על הכאב או האתגר. הכירו וחגגו את ההתמודדות וההצלחה.

אחלו לעצמכם איחול מלא תקווה ליום המחר. אפשר גם לשבוע, החודש או השנה הקרובים.

נסו לחשוב על רגע או מחשבה מהיום שגרמו לכם צער, כאב, רגשות אשם או כעס. כיצד תוכלו להסתכל על מה שקרה בעיניים טובות וחומלות, ולהציע לעצמכם הבנה וחמלה על האופן שבו הגבתם או הרגשתם?

לפעמים, גם אנחנו שוכחים את הכאב שאנחנו סוחבים, וכועסים על עצמנו על כך שלא השגנו או הספקנו משהו. הציעו לעצמכם חמלה ואהבה עצמית, על כך שזה בסדר אם לא הכל הסתדר בדיוק כמו שתכננו.

חשבו על רגע שבו הראית לעצמכם טוב לב או חמלה עצמית בעיצומו של כאב. כתבו על הפעולה הספציפית שעשיתם ואיך היא גרמה לכם להרגיש. כיצד תוכלו לחזק את מעשה החמלה ולשמור אותו לעתיד?

חשבו על תמיכה או עזרה שקיבלתם מאדם קרוב, רחוק, קרוצת תמיכה או מישהו אהוב. כיצד התמיכה עזרה לכם וכיצד גרמה לכם להרגיש? זכרו לבקש עזרה בפעם הבאה שתזדקקו לה.

כתיבה חופשית - כתבו כל מה שעולה לכם לראש. אין צורך לסנן או לערוך, פשוט הוציאו את כל המחשבות שרצות לכם בראש.

שרבוט כאב אקספרסיבי - תנו ליד ולעפרון לטייל חופשי על הדף.

מה האתגר הגדול של היום?

תארו את האתגר הגדול של היום וספרו מה תוכלו לעשות כדי להתמודד ולהתגבר עליו.

תכננו לכם Happy Hour - שעה שבה תחגגו את העובדה שצלחתם את כל אתגרי היום.

לעתים הכאב בבוקר הוא כל כך קשה שקשה להאמין שנצליח לעבור את היום. כתבו לעצמכם משהו מחזק להמשך היום על כך שהמצב הוא זמני, הוא ישתפר ויהיה בסדר.

איחול יומי - אחלו לעצמכם כל מה שתרצו; יום ללא כאבים, מצב רוח טוב, יום רגוע ועוד. עיניים טובות וחומלות מסייעות ביצירת מסר חיובי ומיטיב.

חשבו על חוויה חיובית מיום האתמול או מיום אחר שמילאה אתכם שמחה, נחמה או הקלה. מה תוכלו לעשות כדי לשכפל את התחושה גם להיום?

חשבו על רגע מאתגר או על קושי שחוויתם אתמול או ביום אחר. כיצד תוכלו להציע לעצמכם טוב לב, חמלה והבנה שיעזרו לכם להתמודד עם קושי דומה שיעלה היום?

חשבו על מסר או על משפט עבורכם שיזכיר לכם לבקש עזרה ותמיכה שתעזור לכם להתמודד למקרה ותחושו כאב בלתי נסבל היום או קושי רב להתמודד (אני לא לבד, יש לי אהובים שרוצים בטובתי, חיבוק מנחם תמיד עוזר לי).

חשבו על אדם, פעילות או תחביב שמשפרים את מצב רוחכם או מעניקים לכם נחמה ותמיכה. כיצד תוכלו לשלבם במהלך היום, אפילו במינון נמוך, כך שיוכלו לסייע לכם?

כתיבה חופשית - כתבו כל מה שעולה לכם לראש. אין צורך לסנן או לערוך, פשוט הוציאו את כל המחשבות שרצות לכם בראש.

ממה הכי נהנתם היום? ספרו.

לחיות עם כאבים זו משימה מאתגרת ולא פשוטה. היו גאים בעצמכם על שצלחתם את היום, גם אם זה לא היה בדיוק כמו שתכננתם. חזקו את עצמכם על המאמץ והחוסן.

נסו לחשוב על רגע ספציפי שהיה היום שבו הפגנתם כוח מול הכאב. כתבו כיצד התגברתם על הכאב או האתגר. הכירו וחגגו את ההתמודדות וההצלחה.

אחלו לעצמכם איחול מלא תקווה ליום המחר. אפשר גם לשבוע, החודש או השנה הקרובים.

נסו לחשוב על רגע או מחשבה מהיום שגרמו לכם צער, כאב, רגשות אשם או כעס. כיצד תוכלו להסתכל על מה שקרה בעיניים טובות וחומלות, ולהציע לעצמכם הבנה וחמלה על האופן שבו הגבתם או הרגשתם?

לפעמים, גם אנחנו שוכחים את הכאב שאנחנו סוחבים, וכועסים על עצמנו על כך שלא השגנו או הספקנו משהו. הציעו לעצמכם חמלה ואהבה עצמית, על כך שזה בסדר אם לא הכל הסתדר בדיוק כמו שתכננו.

חשבו על רגע שבו הראית לעצמכם טוב לב או חמלה עצמית בעיצומו של כאב. כתבו על הפעולה הספציפית שעשיתם ואיך היא גרמה לכם להרגיש. כיצד תוכלו לחזק את מעשה החמלה ולשמור אותו לעתיד?

חשבו על תמיכה או עזרה שקיבלתם מאדם קרוב, רחוק, קבוצת תמיכה או מישהו אהוב. כיצד התמיכה עזרה לכם וכיצד גרמה לכם להרגיש? זכרו לבקש עזרה בפעם הבאה שתזדקקו לה.

ערב טוב .... א ב ג ד ה ו ש

כתיבה חופשית - כתבו כל מה שעולה לכם לראש. אין צורך לסנן או לערוך, פשוט הוציאו את כל המחשבות שרצות לכם בראש.

שרבוט כאב אקספרסיבי - תנו ליד ולעפרון לטייל חופשי על הדף.

מה האתגר הגדול של היום?

תארו את האתגר הגדול של היום וספרו מה תוכלו לעשות כדי להתמודד ולהתגבר עליו.

תכננו לכם Happy Hour - שעה שבה תחגגו את העובדה שצלחתם את כל אתגרי היום.

לעתים הכאב בבוקר הוא כל כך קשה שקשה להאמין שנצליח לעבור את היום. כתבו לעצמכם משהו מחזק להמשך היום על כך שהמצב הוא זמני, הוא ישתפר ויהיה בסדר.

איחול יומי - אחלו לעצמכם כל מה שתרצו; יום ללא כאבים, מצב רוח טוב, יום רגוע ועוד. עיניים טובות וחומלות מסייעות ביצירת מסר חיובי ומיטיב.

חשבו על חוויה חיובית מיום האתמול או מיום אחר שמילאה אתכם שמחה, נחמה או הקלה. מה תוכלו לעשות כדי לשכפל את התחושה גם להיום?

חשבו על רגע מאתגר או על קושי שחוויתם אתמול או ביום אחר. כיצד תוכלו להציע לעצמכם טוב לב, חמלה והבנה שיעזרו לכם להתמודד עם קושי דומה שיעלה היום?

חשבו על מסר או על משפט עבורכם שיזכיר לכם לבקש עזרה ותמיכה שתעזור לכם להתמודד למקרה ותחושו כאב בלתי נסבל היום או קושי רב להתמודד (אני לא לבד, יש לי אהובים שרוצים בטובתי, חיבוק מנחם תמיד עוזר לי).

חשבו על אדם, פעילות או תחביב שמשפרים את מצב רוחכם או מעניקים לכם נחמה ותמיכה. כיצד תוכלו לשלבם במהלך היום, אפילו במינון נמוך, כך שיוכלו לסייע לכם?

כתיבה חופשית - כתבו כל מה שעולה לכם לראש. אין צורך לסנן או לערוך, פשוט הוציאו את כל המחשבות שרצות לכם בראש.

ממה הכי נהנתם היום? ספרו.

לחיות עם כאבים זו משימה מאתגרת ולא פשוטה. היו גאים בעצמכם על שצלחתם את היום, גם אם זה לא היה בדיוק כמו שתכננתם. חזקו את עצמכם על המאמץ והחוסן.

נסו לחשוב על רגע ספציפי שהיה היום שבו הפגנתם כוח מול הכאב. כתבו כיצד התגברתם על הכאב או האתגר. הכירו וחגגו את ההתמודדות וההצלחה.

אחלו לעצמכם איחול מלא תקווה ליום המחר. אפשר גם לשבוע, החודש או השנה הקרובים.

נסו לחשוב על רגע או מחשבה מהיום שגרמו לכם צער, כאב, רגשות אשם או כעס. כיצד תוכלו להסתכל על מה שקרה בעיניים טובות וחומלות, ולהציע לעצמכם הבנה וחמלה על האופן שבו הגבתם או הרגשתם?

לפעמים, גם אנחנו שוכחים את הכאב שאנחנו סוחבים, וכועסים על עצמנו על כך שלא השגנו או הספקנו משהו. הציעו לעצמכם חמלה ואהבה עצמית, על כך שזה בסדר אם לא הכל הסתדר בדיוק כמו שתכננו.

חשבו על רגע שבו הראית לעצמכם טוב לב או חמלה עצמית בעיצומו של כאב. כתבו על הפעולה הספציפית שעשיתם ואיך היא גרמה לכם להרגיש. כיצד תוכלו לחזק את מעשה החמלה ולשמור אותו לעתיד?

חשבו על תמיכה או עזרה שקיבלתם מאדם קרוב, רחוק, קרוצת תמיכה או מישהו אהוב. כיצד התמיכה עזרה לכם וכיצד גרמה לכם להרגיש? זכרו לבקש עזרה בפעם הבאה שתזדקקו לה.

כתיבה חופשית - כתבו כל מה שעולה לכם לראש. אין צורך לסנן או לערוך, פשוט הוציאו את כל המחשבות שרצות לכם בראש.

שרבוט כאב אקספרסיבי - תנו ליד ולעפרון לטייל חופשי על הדף.

מה האתגר הגדול של היום?

תארו את האתגר הגדול של היום וספרו מה תוכלו לעשות כדי להתמודד ולהתגבר עליו.

תכננו לכם Happy Hour - שעה שבה תחגגו את העובדה שצלחתם את כל אתגרי היום.

לעתים הכאב בבוקר הוא כל כך קשה שקשה להאמין שנצליח לעבור את היום. כתבו לעצמכם משהו מחזק להמשך היום על כך שהמצב הוא זמני, הוא ישתפר ויהיה בסדר.

איחול יומי - אחלו לעצמכם כל מה שתרצו; יום ללא כאבים, מצב רוח טוב, יום רגוע ועוד. עיניים טובות וחומלות מסייעות ביצירת מסר חיובי ומיטיב.

חשבו על חוויה חיובית מיום האתמול או מיום אחר שמילאה אתכם שמחה, נחמה או הקלה. מה תוכלו לעשות כדי לשכפל את התחושה גם להיום?

חשבו על רגע מאתגר או על קושי שחוויתם אתמול או ביום אחר. כיצד תוכלו להציע לעצמכם טוב לב, חמלה והבנה שיעזרו לכם להתמודד עם קושי דומה שיעלה היום?

חשבו על מסר או על משפט עבורכם שיזכיר לכם לבקש עזרה ותמיכה שתעזור לכם להתמודד למקרה ותחושו כאב בלתי נסבל היום או קושי רב להתמודד (אני לא לבד, יש לי אהובים שרוצים בטובתי, חיבוק מנחם תמיד עוזר לי).

חשבו על אדם, פעילות או תחביב שמשפרים את מצב רוחכם או מעניקים לכם נחמה ותמיכה. כיצד תוכלו לשלבם במהלך היום, אפילו במינון נמוך, כך שיוכלו לסייע לכם?

כתיבה חופשית - כתבו כל מה שעולה לכם לראש. אין צורך לסנן או לערוך, פשוט הוציאו את כל המחשבות שרצות לכם בראש.

ממה הכי נהנתם היום? ספרו.

לחיות עם כאבים זו משימה מאתגרת ולא פשוטה. היו גאים בעצמכם על שצלחתם את היום, גם אם זה לא היה בדיוק כמו שתכננתם. חזקו את עצמכם על המאמץ והחוסן.

נסו לחשוב על רגע ספציפי שהיה היום שבו הפגנתם כוח מול הכאב. כתבו כיצד התגברתם על הכאב או האתגר. הכירו וחגגו את ההתמודדות וההצלחה.

אחלו לעצמכם איחול מלא תקווה ליום המחר. אפשר גם לשבוע, החודש או השנה הקרובים.

נסו לחשוב על רגע או מחשבה מהיום שגרמו לכם צער, כאב, רגשות אשם או כעס. כיצד תוכלו להסתכל על מה שקרה בעיניים טובות וחומלות, ולהציע לעצמכם הבנה וחמלה על האופן שבו הגבתם או הרגשתם?

לפעמים, גם אנחנו שוכחים את הכאב שאנחנו סוחבים, וכועסים על עצמנו על כך שלא השגנו או הספקנו משהו. הציעו לעצמכם חמלה ואהבה עצמית, על כך שזה בסדר אם לא הכל הסתדר בדיוק כמו שתכננו.

חשבו על רגע שבו הראית לעצמכם טוב לב או חמלה עצמית בעיצומו של כאב. כתבו על הפעולה הספציפית שעשיתם ואיך היא גרמה לכם להרגיש. כיצד תוכלו לחזק את מעשה החמלה ולשמור אותו לעתיד?

חשבו על תמיכה או עזרה שקיבלתם מאדם קרוב, רחוק, קבוצת תמיכה או מישהו אהוב. כיצד התמיכה עזרה לכם וכיצד גרמה לכם להרגיש? זכרו לבקש עזרה בפעם הבאה שתזדקקו לה.

כתיבה חופשית - כתבו כל מה שעולה לכם לראש. אין צורך לסנן או לערוך, פשוט הוציאו את כל המחשבות שרצות לכם בראש.

שרבוט כאב אקספרסיבי - תנו ליד ולעפרון לטייל חופשי על הדף.

מה האתגר הגדול של היום?

תארו את האתגר הגדול של היום וספרו מה תוכלו לעשות כדי להתמודד ולהתגבר עליו.

תכננו לכם Happy Hour - שעה שבה תחגגו את העובדה שצלחתם את כל אתגרי היום.

לעתים הכאב בבוקר הוא כל כך קשה שקשה להאמין שנצליח לעבור את היום. כתבו לעצמכם משהו מחזק להמשך היום על כך שהמצב הוא זמני, הוא ישתפר ויהיה בסדר.

איחול יומי - אחלו לעצמכם כל מה שתרצו; יום ללא כאבים, מצב רוח טוב, יום רגוע ועוד. עיניים טובות וחומלות מסייעות ביצירת מסר חיובי ומיטיב.

חשבו על חוויה חיובית מיום האתמול או מיום אחר שמילאה אתכם שמחה, נחמה או הקלה. מה תוכלו לעשות כדי לשכפל את התחושה גם להיום?

חשבו על רגע מאתגר או על קושי שחוויתם אתמול או ביום אחר. כיצד תוכלו להציע לעצמכם טוב לב, חמלה והבנה שיעזרו לכם להתמודד עם קושי דומה שיעלה היום?

חשבו על מסר או על משפט עבורכם שיזכיר לכם לבקש עזרה ותמיכה שתעזור לכם להתמודד למקרה ותחושו כאב בלתי נסבל היום או קושי רב להתמודד (אני לא לבד, יש לי אהובים שרוצים בטובתי, חיבוק מנחם תמיד עוזר לי).

חשבו על אדם, פעילות או תחביב שמשפרים את מצב רוחכם או מעניקים לכם נחמה ותמיכה. כיצד תוכלו לשלבם במהלך היום, אפילו במינון נמוך, כך שיוכלו לסייע לכם?

כתיבה חופשית - כתבו כל מה שעולה לכם לראש. אין צורך לסנן או לערוך, פשוט הוציאו את כל המחשבות שרצות לכם בראש.

ממה הכי נהנתם היום? ספרו.

לחיות עם כאבים זו משימה מאתגרת ולא פשוטה. היו גאים בעצמכם על שצלחתם את היום, גם אם זה לא היה בדיוק כמו שתכננתם. חזקו את עצמכם על המאמץ והחוסן.

נסו לחשוב על רגע ספציפי שהיה היום שבו הפגנתם כוח מול הכאב. כתבו כיצד התגברתם על הכאב או האתגר. הכירו וחגגו את ההתמודדות וההצלחה.

אחלו לעצמכם איחול מלא תקווה ליום המחר. אפשר גם לשבוע, החודש או השנה הקרובים.

נסו לחשוב על רגע או מחשבה מהיום שגרמו לכם צער, כאב, רגשות אשם או כעס. כיצד תוכלו להסתכל על מה שקרה בעיניים טובות וחומלות, ולהציע לעצמכם הבנה וחמלה על האופן שבו הגבתם או הרגשתם?

לפעמים, גם אנחנו שוכחים את הכאב שאנחנו סוחבים, וכועסים על עצמנו על כך שלא השגנו או הספקנו משהו. הציעו לעצמכם חמלה ואהבה עצמית, על כך שזה בסדר אם לא הכל הסתדר בדיוק כמו שתכננו.

חשבו על רגע שבו הראית לעצמכם טוב לב או חמלה עצמית בעיצומו של כאב. כתבו על הפעולה הספציפית שעשיתם ואיך היא גרמה לכם להרגיש. כיצד תוכלו לחזק את מעשה החמלה ולשמור אותו לעתיד?

חשבו על תמיכה או עזרה שקיבלתם מאדם קרוב, רחוק, קבוצת תמיכה או מישהו אהוב. כיצד התמיכה עזרה לכם וכיצד גרמה לכם להרגיש? זכרו לבקש עזרה בפעם הבאה שתזדקקו לה.

ערב טוב .... א ב ג ד ה ו ש

כתיבה חופשית - כתבו כל מה שעולה לכם לראש. אין צורך לסנן או לערוך, פשוט הוציאו את כל המחשבות שרצות לכם בראש.

שרבוט כאב אקספרסיבי - תנו ליד ולעפרון לטייל חופשי על הדף.

מה האתגר הגדול של היום?

תארו את האתגר הגדול של היום וספרו מה תוכלו לעשות כדי להתמודד ולהתגבר עליו.

תכננו לכם Happy Hour - שעה שבה תחגגו את העובדה שצלחתם את כל אתגרי היום.

לעתים הכאב בבוקר הוא כל כך קשה שקשה להאמין שנצליח לעבור את היום. כתבו לעצמכם משהו מחזק להמשך היום על כך שהמצב הוא זמני, הוא ישתפר ויהיה בסדר.

איחול יומי - אחלו לעצמכם כל מה שתרצו; יום ללא כאבים, מצב רוח טוב, יום רגוע ועוד. עיניים טובות וחומלות מסייעות ביצירת מסר חיובי ומיטיב.

חשבו על חוויה חיובית מיום האתמול או מיום אחר שמילאה אתכם שמחה, נחמה או הקלה. מה תוכלו לעשות כדי לשכפל את התחושה גם להיום?

חשבו על רגע מאתגר או על קושי שחוויתם אתמול או ביום אחר. כיצד תוכלו להציע לעצמכם טוב לב, חמלה והבנה שיעזרו לכם להתמודד עם קושי דומה שיעלה היום?

חשבו על מסר או על משפט עבורכם שיזכיר לכם לבקש עזרה ותמיכה שתעזור לכם להתמודד למקרה ותחושו כאב בלתי נסבל היום או קושי רב להתמודד (אני לא לבד, יש לי אהובים שרוצים בטובתי, חיבוק מנחם תמיד עוזר לי).

חשבו על אדם, פעילות או תחביב שמשפרים את מצב רוחכם או מעניקים לכם נחמה ותמיכה. כיצד תוכלו לשלבם במהלך היום, אפילו במינון נמוך, כך שיוכלו לסייע לכם?

כתיבה חופשית - כתבו כל מה שעולה לכם לראש. אין צורך לסנן או לערוך, פשוט הוציאו את כל המחשבות שרצות לכם בראש.

ממה הכי נהנתם היום? ספרו.

לחיות עם כאבים זו משימה מאתגרת ולא פשוטה. היו גאים בעצמכם על שצלחתם את היום, גם אם זה לא היה בדיוק כמו שתכננתם. חזקו את עצמכם על המאמץ והחוסן.

נסו לחשוב על רגע ספציפי שהיה היום שבו הפגנתם כוח מול הכאב. כתבו כיצד התגברתם על הכאב או האתגר. הכירו וחגגו את ההתמודדות וההצלחה.

אחלו לעצמכם איחול מלא תקווה ליום המחר. אפשר גם לשבוע, החודש או השנה הקרובים.

נסו לחשוב על רגע או מחשבה מהיום שגרמו לכם צער, כאב, רגשות אשם או כעס. כיצד תוכלו להסתכל על מה שקרה בעיניים טובות וחומלות, ולהציע לעצמכם הבנה וחמלה על האופן שבו הגבתם או הרגשתם?

לפעמים, גם אנחנו שוכחים את הכאב שאנחנו סוחבים, וכועסים על עצמנו על כך שלא השגנו או הספקנו משהו. הציעו לעצמכם חמלה ואהבה עצמית, על כך שזה בסדר אם לא הכל הסתדר בדיוק כמו שתכננו.

חשבו על רגע שבו הראית לעצמכם טוב לב או חמלה עצמית בעיצומו של כאב. כתבו על הפעולה הספציפית שעשיתם ואיך היא גרמה לכם להרגיש. כיצד תוכלו לחזק את מעשה החמלה ולשמור אותו לעתיד?

חשבו על תמיכה או עזרה שקיבלתם מאדם קרוב, רחוק, קבוצת תמיכה או מישהו אהוב. כיצד התמיכה עזרה לכם וכיצד גרמה לכם להרגיש? זכרו לבקש עזרה בפעם הבאה שתזדקקו לה.

ערב טוב .... א ב ג ד ה ו ש

כתיבה חופשית - כתבו כל מה שעולה לכם לראש. אין צורך לסנן או לערוך, פשוט הוציאו את כל המחשבות שרצות לכם בראש.

שרבוט כאב אקספרסיבי - תנו ליד ולעפרון לטייל חופשי על הדף.

מה האתגר הגדול של היום?

תארו את האתגר הגדול של היום וספרו מה תוכלו לעשות כדי להתמודד ולהתגבר עליו.

תכננו לכם Happy Hour - שעה שבה תחגגו את העובדה שצלחתם את כל אתגרי היום.

לעתים הכאב בבוקר הוא כל כך קשה שקשה להאמין שנצליח לעבור את היום. כתבו לעצמכם משהו מחזק להמשך היום על כך שהמצב הוא זמני, הוא ישתפר ויהיה בסדר.

איחול יומי - אחלו לעצמכם כל מה שתרצו; יום ללא כאבים, מצב רוח טוב, יום רגוע ועוד. עיניים טובות וחומלות מסייעות ביצירת מסר חיובי ומיטיב.

חשבו על חוויה חיובית מיום האתמול או מיום אחר שמילאה אתכם שמחה, נחמה או הקלה. מה תוכלו לעשות כדי לשכפל את התחושה גם להיום?

חשבו על רגע מאתגר או על קושי שחוויתם אתמול או ביום אחר. כיצד תוכלו להציע לעצמכם טוב לב, חמלה והבנה שיעזרו לכם להתמודד עם קושי דומה שיעלה היום?

חשבו על מסר או על משפט עבורכם שיזכיר לכם לבקש עזרה ותמיכה שתעזור לכם להתמודד למקרה ותחושו כאב בלתי נסבל היום או קושי רב להתמודד (אני לא לבד, יש לי אהובים שרוצים בטובתי, חיבוק מנחם תמיד עוזר לי).

חשבו על אדם, פעילות או תחביב שמשפרים את מצב רוחכם או מעניקים לכם נחמה ותמיכה. כיצד תוכלו לשלבם במהלך היום, אפילו במינון נמוך, כך שיוכלו לסייע לכם?

כתיבה חופשית - כתבו כל מה שעולה לכם לראש. אין צורך לסנן או לערוך, פשוט הוציאו את כל המחשבות שרצות לכם בראש.

ממה הכי נהנתם היום? ספרו.

לחיות עם כאבים זו משימה מאתגרת ולא פשוטה. היו גאים בעצמכם על שצלחתם את היום, גם אם זה לא היה בדיוק כמו שתכננתם. חזקו את עצמכם על המאמץ והחוסן.

נסו לחשוב על רגע ספציפי שהיה היום שבו הפגנתם כוח מול הכאב. כתבו כיצד התגברתם על הכאב או האתגר. הכירו וחגגו את ההתמודדות וההצלחה.

אחלו לעצמכם איחול מלא תקווה ליום המחר. אפשר גם לשבוע, החודש או השנה הקרובים.

נסו לחשוב על רגע או מחשבה מהיום שגרמו לכם צער, כאב, רגשות אשם או כעס. כיצד תוכלו להסתכל על מה שקרה בעיניים טובות וחומלות, ולהציע לעצמכם הבנה וחמלה על האופן שבו הגבתם או הרגשתם?

לפעמים, גם אנחנו שוכחים את הכאב שאנחנו סוחבים, וכועסים על עצמנו על כך שלא השגנו או הספקנו משהו. הציעו לעצמכם חמלה ואהבה עצמית, על כך שזה בסדר אם לא הכל הסתדר בדיוק כמו שתכננו.

חשבו על רגע שבו הראית לעצמכם טוב לב או חמלה עצמית בעיצומו של כאב. כתבו על הפעולה הספציפית שעשיתם ואיך היא גרמה לכם להרגיש. כיצד תוכלו לחזק את מעשה החמלה ולשמור אותו לעתיד?

חשבו על תמיכה או עזרה שקיבלתם מאדם קרוב, רחוק, קבוצת תמיכה או מישהו אהוב. כיצד התמיכה עזרה לכם וכיצד גרמה לכם להרגיש? זכרו לבקש עזרה בפעם הבאה שתזדקקו לה.

כתיבה חופשית - כתבו כל מה שעולה לכם לראש. אין צורך לסנן או לערוך, פשוט הוציאו את כל המחשבות שרצות לכם בראש.

שרבוט כאב אקספרסיבי - תנו ליד ולעפרון לטייל חופשי על הדף.

מה האתגר הגדול של היום?

תארו את האתגר הגדול של היום וספרו מה תוכלו לעשות כדי להתמודד ולהתגבר עליו.

תכננו לכם Happy Hour - שעה שבה תחגגו את העובדה שצלחתם את כל אתגרי היום.

לעתים הכאב בבוקר הוא כל כך קשה שקשה להאמין שנצליח לעבור את היום. כתבו לעצמכם משהו מחזק להמשך היום על כך שהמצב הוא זמני, הוא ישתפר ויהיה בסדר.

איחול יומי - אחלו לעצמכם כל מה שתרצו; יום ללא כאבים, מצב רוח טוב, יום רגוע ועוד. עיניים טובות וחומלות מסייעות ביצירת מסר חיובי ומיטיב.

חשבו על חוויה חיובית מיום האתמול או מיום אחר שמילאה אתכם שמחה, נחמה או הקלה. מה תוכלו לעשות כדי לשכפל את התחושה גם להיום?

חשבו על רגע מאתגר או על קושי שחוויתם אתמול או ביום אחר. כיצד תוכלו להציע לעצמכם טוב לב, חמלה והבנה שיעזרו לכם להתמודד עם קושי דומה שיעלה היום?

חשבו על מסר או על משפט עבורכם שיזכיר לכם לבקש עזרה ותמיכה שתעזור לכם להתמודד למקרה ותחושו כאב בלתי נסבל היום או קושי רב להתמודד (אני לא לבד, יש לי אהובים שרוצים בטובתי, חיבוק מנחם תמיד עוזר לי).

חשבו על אדם, פעילות או תחביב שמשפרים את מצב רוחכם או מעניקים לכם נחמה ותמיכה. כיצד תוכלו לשלבם במהלך היום, אפילו במינון נמוך, כך שיוכלו לסייע לכם?

כתיבה חופשית - כתבו כל מה שעולה לכם לראש. אין צורך לסנן או לערוך, פשוט הוציאו את כל המחשבות שרצות לכם בראש.

ממה הכי נהנתם היום? ספרו.

לחיות עם כאבים זו משימה מאתגרת ולא פשוטה. היו גאים בעצמכם על שצלחתם את היום, גם אם זה לא היה בדיוק כמו שתכננתם. חזקו את עצמכם על המאמץ והחוסן.

נסו לחשוב על רגע ספציפי שהיה היום שבו הפגנתם כוח מול הכאב. כתבו כיצד התגברתם על הכאב או האתגר. הכירו וחגגו את ההתמודדות וההצלחה.

אחלו לעצמכם איחול מלא תקווה ליום המחר. אפשר גם לשבוע, החודש או השנה הקרובים.

נסו לחשוב על רגע או מחשבה מהיום שגרמו לכם צער, כאב, רגשות אשם או כעס. כיצד תוכלו להסתכל על מה שקרה בעיניים טובות וחומלות, ולהציע לעצמכם הבנה וחמלה על האופן שבו הגבתם או הרגשתם?

לפעמים, גם אנחנו שוכחים את הכאב שאנחנו סוחבים, וכועסים על עצמנו על כך שלא השגנו או הספקנו משהו. הציעו לעצמכם חמלה ואהבה עצמית, על כך שזה בסדר אם לא הכל הסתדר בדיוק כמו שתכננו.

חשבו על רגע שבו הראית לעצמכם טוב לב או חמלה עצמית בעיצומו של כאב. כתבו על הפעולה הספציפית שעשיתם ואיך היא גרמה לכם להרגיש. כיצד תוכלו לחזק את מעשה החמלה ולשמור אותו לעתיד?

חשבו על תמיכה או עזרה שקיבלתם מאדם קרוב, רחוק, קבוצת תמיכה או מישהו אהוב. כיצד החמיכה עזרה לכם וכיצו גרמה לכם להרגיש? זכרו לבקש עזרה בפעם הבאה שתזדקקו לה.

כתיבה חופשית - כתבו כל מה שעולה לכם לראש. אין צורך לסנן או לערוך, פשוט הוציאו את כל המחשבות שרצות לכם בראש.

שרבוט כאב אקספרסיבי - תנו ליד ולעפרון לטייל חופשי על הדף.

מה האתגר הגדול של היום?

תארו את האתגר הגדול של היום וספרו מה תוכלו לעשות כדי להתמודד ולהתגבר עליו.

תכננו לכם Happy Hour - שעה שבה תחגגו את העובדה שצלחתם את כל אתגרי היום.

לעתים הכאב בבוקר הוא כל כך קשה שקשה להאמין שנצליח לעבור את היום. כתבו לעצמכם משהו מחזק להמשך היום על כך שהמצב הוא זמני, הוא ישתפר ויהיה בסדר.

איחול יומי - אחלו לעצמכם כל מה שתרצו; יום ללא כאבים, מצב רוח טוב, יום רגוע ועוד. עיניים טובות וחומלות מסייעות ביצירת מסר חיובי ומיטיב.

חשבו על חוויה חיובית מיום האתמול או מיום אחר שמילאה אתכם שמחה, נחמה או הקלה. מה תוכלו לעשות כדי לשכפל את התחושה גם להיום?

חשבו על רגע מאתגר או על קושי שחוויתם אתמול או ביום אחר. כיצד תוכלו להציע לעצמכם טוב לב, חמלה והבנה שיעזרו לכם להתמודד עם קושי דומה שיעלה היום?

חשבו על מסר או על משפט עבורכם שיזכיר לכם לבקש עזרה ותמיכה שתעזור לכם להתמודד למקרה ותחושו כאב בלתי נסבל היום או קושי רב להתמודד (אני לא לבד, יש לי אהובים שרוצים בטובתי, חיבוק מנחם תמיד עוזר לי).

חשבו על אדם, פעילות או תחביב שמשפרים את מצב רוחכם או מעניקים לכם נחמה ותמיכה. כיצד תוכלו לשלבם במהלך היום, אפילו במינון נמוך, כך שיוכלו לסייע לכם?

כתיבה חופשית - כתבו כל מה שעולה לכם לראש. אין צורך לסנן או לערוך, פשוט הוציאו את כל המחשבות שרצות לכם בראש.

ממה הכי נהנתם היום? ספרו.

לחיות עם כאבים זו משימה מאתגרת ולא פשוטה. היו גאים בעצמכם על שצלחתם את היום, גם אם זה לא היה בדיוק כמו שתכננתם. חזקו את עצמכם על המאמץ והחוסן.

נסו לחשוב על רגע ספציפי שהיה היום שבו הפגנתם כוח מול הכאב. כתבו כיצד התגברתם על הכאב או האתגר. הכירו וחגגו את ההתמודדות וההצלחה.

אחלו לעצמכם איחול מלא תקווה ליום המחר. אפשר גם לשבוע, החודש או השנה הקרובים.

נסו לחשוב על רגע או מחשבה מהיום שגרמו לכם צער, כאב, רגשות אשם או כעס. כיצד תוכלו להסתכל על מה שקרה בעיניים טובות וחומלות, ולהציע לעצמכם הבנה וחמלה על האופן שבו הגבתם או הרגשתם?

_____

_____

_____

לפעמים, גם אנחנו שוכחים את הכאב שאנחנו סוחבים, וכועסים על עצמנו על כך שלא השגנו או הספקנו משהו. הציעו לעצמכם חמלה ואהבה עצמית, על כך שזה בסדר אם לא הכל הסתדר בדיוק כמו שתכננו.

_____

_____

_____

חשבו על רגע שבו הראית לעצמכם טוב לב או חמלה עצמית בעיצומו של כאב. כתבו על הפעולה הספציפית שעשיתם ואיך היא גרמה לכם להרגיש. כיצד תוכלו לחזק את מעשה החמלה ולשמור אותו לעתיד?

_____

_____

_____

חשבו על תמיכה או עזרה שקיבלתם מאדם קרוב, רחוק, קבוצת תמיכה או מישהו אהור. כיצד התמיכה עזרה לכם וכיצו גרמה לכם להרגיש? זכרו לבקש עזרה בפעם הבאה שתזדקקו לה.

_____

_____

_____

כתיבה חופשית - כתבו כל מה שעולה לכם לראש. אין צורך לסנן או לערוך, פשוט הוציאו את כל המחשבות שרצות לכם בראש.

שרבוט כאב אקספרסיבי - תנו ליד ולעפרון לטייל חופשי על הדף.

מה האתגר הגדול של היום?

תארו את האתגר הגדול של היום וספרו מה תוכלו לעשות כדי להתמודד ולהתגבר עליו.

תכננו לכם Happy Hour - שעה שבה תחגגו את העובדה שצלחתם את כל אתגרי היום.

לעתים הכאב בבוקר הוא כל כך קשה שקשה להאמין שנצליח לעבור את היום. כתבו לעצמכם משהו מחזק להמשך היום על כך שהמצב הוא זמני, הוא ישתפר ויהיה בסדר.

איחול יומי - אחלו לעצמכם כל מה שתרצו; יום ללא כאבים, מצב רוח טוב, יום רגוע ועוד. עיניים טובות וחומלות מסייעות ביצירת מסר חיובי ומיטיב.

חשבו על חוויה חיובית מיום האתמול או מיום אחר שמילאה אתכם שמחה, נחמה או הקלה. מה תוכלו לעשות כדי לשכפל את התחושה גם להיום?

חשבו על רגע מאתגר או על קושי שחוויתם אתמול או ביום אחר. כיצד תוכלו להציע לעצמכם טוב לב, חמלה והבנה שיעזרו לכם להתמודד עם קושי דומה שיעלה היום?

חשבו על מסר או על משפט עבורכם שיזכיר לכם לבקש עזרה ותמיכה שתעזור לכם להתמודד למקרה ותחושו כאב בלתי נסבל היום או קושי רב להתמודד (אני לא לבד, יש לי אהובים שרוצים בטובתי, חיבוק מנחם תמיד עוזר לי).

חשבו על אדם, פעילות או תחביב שמשפרים את מצב רוחכם או מעניקים לכם נחמה ותמיכה. כיצד תוכלו לשלבם במהלך היום, אפילו במינון נמוך, כך שיוכלו לסייע לכם?

כתיבה חופשית - כתבו כל מה שעולה לכם לראש. אין צורך לסנן או לערוך, פשוט הוציאו את כל המחשבות שרצות לכם בראש.

ממה הכי נהנתם היום? ספרו.

לחיות עם כאבים זו משימה מאתגרת ולא פשוטה. היו גאים בעצמכם על שצלחתם את היום, גם אם זה לא היה בדיוק כמו שתכננתם. חזקו את עצמכם על המאמץ והחוסן.

נסו לחשוב על רגע ספציפי שהיה היום שבו הפגנתם כוח מול הכאב. כתבו כיצד התגברתם על הכאב או האתגר. הכירו וחגגו את ההתמודדות וההצלחה.

אחלו לעצמכם איחול מלא תקווה ליום המחר. אפשר גם לשבוע, החודש או השנה הקרובים.

נסו לחשוב על רגע או מחשבה מהיום שגרמו לכם צער, כאב, רגשות אשם או כעס. כיצד תוכלו להסתכל על מה שקרה בעיניים טובות וחומלות, ולהציע לעצמכם הבנה וחמלה על האופן שבו הגבתם או הרגשתם?

לפעמים, גם אנחנו שוכחים את הכאב שאנחנו סוחבים, וכועסים על עצמנו על כך שלא השגנו או הספקנו משהו. הציעו לעצמכם חמלה ואהבה עצמית, על כך שזה בסדר אם לא הכל הסתדר בדיוק כמו שתכננו.

חשבו על רגע שבו הראית לעצמכם טוב לב או חמלה עצמית בעיצומו של כאב. כתבו על הפעולה הספציפית שעשיתם ואיך היא גרמה לכם להרגיש. כיצד תוכלו לחזק את מעשה החמלה ולשמור אותו לעתיד?

חשבו על תמיכה או עזרה שקיבלתם מאדם קרוב, רחוק, קבוצת תמיכה או מישהו אהוב. כיצד התמיכה עזרה לכם וכיצד גרמה לכם להרגיש? זכרו לבקש עזרה בפעם הבאה שתזדקקו לה.

כתיבה חופשית - כתבו כל מה שעולה לכם לראש. אין צורך לסנן או לערוך, פשוט הוציאו את כל המחשבות שרצות לכם בראש.

שרבוט כאב אקספרסיבי - תנו ליד ולעפרון לטייל חופשי על הדף.

מה האתגר הגדול של היום?

תארו את האתגר הגדול של היום וספרו מה תוכלו לעשות כדי להתמודד ולהתגבר עליו.

תכננו לכם Happy Hour - שעה שבה תחגגו את העובדה שצלחתם את כל אתגרי היום.

לעתים הכאב בבוקר הוא כל כך קשה שקשה להאמין שנצליח לעבור את היום. כתבו לעצמכם משהו מחזק להמשך היום על כך שהמצב הוא זמני, הוא ישתפר ויהיה בסדר.

איחול יומי - אחלו לעצמכם כל מה שתרצו; יום ללא כאבים, מצב רוח טוב, יום רגוע ועוד. עיניים טובות וחומלות מסייעות ביצירת מסר חיובי ומיטיב.

חשבו על חוויה חיובית מיום האתמול או מיום אחר שמילאה אתכם שמחה, נחמה או הקלה. מה תוכלו לעשות כדי לשכפל את התחושה גם להיום?

חשבו על רגע מאתגר או על קושי שחוויתם אתמול או ביום אחר. כיצד תוכלו להציע לעצמכם טוב לב, חמלה והבנה שיעזרו לכם להתמודד עם קושי דומה שיעלה היום?

חשבו על מסר או על משפט עבורכם שיזכיר לכם לבקש עזרה ותמיכה שתעזור לכם להתמודד למקרה ותחושו כאב בלתי נסבל היום או קושי רב להתמודד (אני לא לבד, יש לי אהובים שרוצים בטובתי, חיבוק מנחם תמיד עוזר לי).

חשבו על אדם, פעילות או תחביב שמשפרים את מצב רוחכם או מעניקים לכם נחמה ותמיכה. כיצד תוכלו לשלבם במהלך היום, אפילו במינון נמוך, כך שיוכלו לסייע לכם?

כתיבה חופשית - כתבו כל מה שעולה לכם לראש. אין צורך לסנן או לערוך, פשוט הוציאו את כל המחשבות שרצות לכם בראש.

ערב טוב .... א ב ג ד ה ו ש

ממה הכי נהנתם היום? ספרו.

לחיות עם כאבים זו משימה מאתגרת ולא פשוטה. היו גאים בעצמכם על שצלחתם את היום, גם אם זה לא היה בדיוק כמו שתכננתם. חזקו את עצמכם על המאמץ והחוסן.

נסו לחשוב על רגע ספציפי שהיה היום שבו הפגנתם כוח מול הכאב. כתבו כיצד התגברתם על הכאב או האתגר. הכירו וחגגו את ההתמודדות וההצלחה.

אחלו לעצמכם איחול מלא תקווה ליום המחר. אפשר גם לשבוע, החודש או השנה הקרובים.

נסו לחשוב על רגע או מחשבה מהיום שגרמו לכם צער, כאב, רגשות אשם או כעס. כיצד תוכלו להסתכל על מה שקרה בעיניים טובות וחומלות, ולהציע לעצמכם הבנה וחמלה על האופן שבו הגבתם או הרגשתם?

לפעמים, גם אנחנו שוכחים את הכאב שאנחנו סוחבים, וכועסים על עצמנו על כך שלא השגנו או הספקנו משהו. הציעו לעצמכם חמלה ואהבה עצמית, על כך שזה בסדר אם לא הכל הסתדר בדיוק כמו שתכננו.

חשבו על רגע שבו הראית לעצמכם טוב לב או חמלה עצמית בעיצומו של כאב. כתבו על הפעולה הספציפית שעשיתם ואיך היא גרמה לכם להרגיש. כיצד תוכלו לחזק את מעשה החמלה ולשמור אותו לעתיד?

חשבו על תמיכה או עזרה שקיבלתם מאדם קרוב, רחוק, קבוצת תמיכה או מישהו אחוב. כיצד התמיכה עזרה לכם וכיצד גרמה לכם להרגיש? זכרו לבקש עזרה בפעם הבאה שתזדקקו לה.

כתיבה חופשית - כתבו כל מה שעולה לכם לראש. אין צורך לסנן או לערוך, פשוט הוציאו את כל המחשבות שרצות לכם בראש.

שרבוט כאב אקספרסיבי - תנו ליד ולעפרון לטייל חופשי על הדף.

מה האתגר הגדול של היום?

תארו את האתגר הגדול של היום וספרו מה תוכלו לעשות כדי להתמודד ולהתגבר עליו.

תכננו לכם Happy Hour - שעה שבה תחגגו את העובדה שצלחתם את כל אתגרי היום.

לעתים הכאב בבוקר הוא כל כך קשה שקשה להאמין שנצליח לעבור את היום. כתבו לעצמכם משהו מחזק להמשך היום על כך שהמצב הוא זמני, הוא ישתפר ויהיה בסדר.

איחול יומי - אחלו לעצמכם כל מה שתרצו; יום ללא כאבים, מצב רוח טוב, יום רגוע ועוד. עיניים טובות וחומלות מסייעות ביצירת מסר חיובי ומיטיב.

חשבו על חוויה חיובית מיום האתמול או מיום אחר שמילאה אתכם שמחה, נחמה או הקלה. מה תוכלו לעשות כדי לשכפל את התחושה גם להיום?

חשבו על רגע מאתגר או על קושי שחוויתם אתמול או ביום אחר. כיצד תוכלו להציע לעצמכם טוב לב, חמלה והבנה שיעזרו לכם להתמודד עם קושי דומה שיעלה היום?

חשבו על מסר או על משפט עבורכם שיזכיר לכם לבקש עזרה ותמיכה שתעזור לכם להתמודד למקרה ותחושו כאב בלתי נסבל היום או קושי רב להתמודד (אני לא לבד, יש לי אהובים שרוצים בטובתי, חיבוק מנחם תמיד עוזר לי).

חשבו על אדם, פעילות או תחביב שמשפרים את מצב רוחכם או מעניקים לכם נחמה ותמיכה. כיצד תוכלו לשלבם במהלך היום, אפילו במינון נמוך, כך שיוכלו לסייע לכם?

כתיבה חופשית - כתבו כל מה שעולה לכם לראש. אין צורך לסנן או לערוך, פשוט הוציאו את כל המחשבות שרצות לכם בראש.

ממה הכי נהנתם היום? ספרו.

לחיות עם כאבים זו משימה מאתגרת ולא פשוטה. היו גאים בעצמכם על שצלחתם את היום, גם אם זה לא היה בדיוק כמו שתכננתם. חזקו את עצמכם על המאמץ והחוסן.

נסו לחשוב על רגע ספציפי שהיה היום שבו הפגנתם כוח מול הכאב. כתבו כיצד התגברתם על הכאב או האתגר. הכירו וחגגו את ההתמודדות וההצלחה.

אחלו לעצמכם איחול מלא תקווה ליום המחר. אפשר גם לשבוע, החודש או השנה הקרובים.

נסו לחשוב על רגע או מחשבה מהיום שגרמו לכם צער, כאב, רגשות אשם או כעס. כיצד תוכלו להסתכל על מה שקרה בעיניים טובות וחומלות, ולהציע לעצמכם הבנה וחמלה על האופן שבו הגבתם או הרגשתם?

לפעמים, גם אנחנו שוכחים את הכאב שאנחנו סוחבים, וכועסים על עצמנו על כך שלא השגנו או הספקנו משהו. הציעו לעצמכם חמלה ואהבה עצמית, על כך שזה בסדר אם לא הכל הסתדר בדיוק כמו שתכננו.

חשבו על רגע שבו הראית לעצמכם טוב לב או חמלה עצמית בעיצומו של כאב. כתבו על הפעולה הספציפית שעשיתם ואיך היא גרמה לכם להרגיש. כיצד תוכלו לחזק את מעשה החמלה ולשמור אותו לעתיד?

חשבו על תמיכה או עזרה שקיבלתם מאדם קרוב, רחוק, קבוצת תמיכה או מישהו אהוב. כיצד התמיכה עזרה לכם וכיצד גרמה לכם להרגיש? זכרו לבקש עזרה בפעם הבאה שתזדקקו לה.

כתיבה חופשית - כתבו כל מה שעולה לכם לראש. אין צורך לסנן או לערוך, פשוט הוציאו את כל המחשבות שרצות לכם בראש.

תרגילי היכרות עצמית

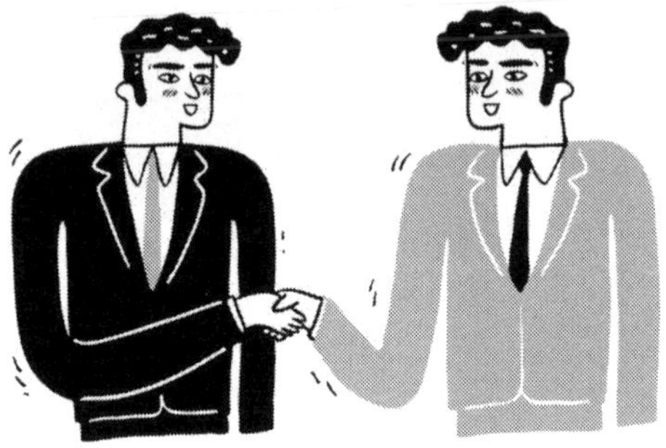

בפרק הזה נתמקד בתרגולים ובמשימות שיעזרו לנו להכיר את עצמנו ואת הצרכים שלנו לצד הכאב הכרוני. התרגולים יסייעו לנו להתבונן בכאב בצורה נכונה ומדויקת יותר ולפתח מיומנויות התמודדות חדשות.
בנוסף, נבחן התנהגויות שעשויות להחמיר את המצב ונלמד איך להתמודד איתן. נכיר ונודה למי שתומך ועוזר לנו ונציין את ההישגים והנצחונות שלנו.
התרגולים השונים יעזרו לנו להתמודד עם הכאבים ולהתכונן למצבים שונים שעשויים להופיע.

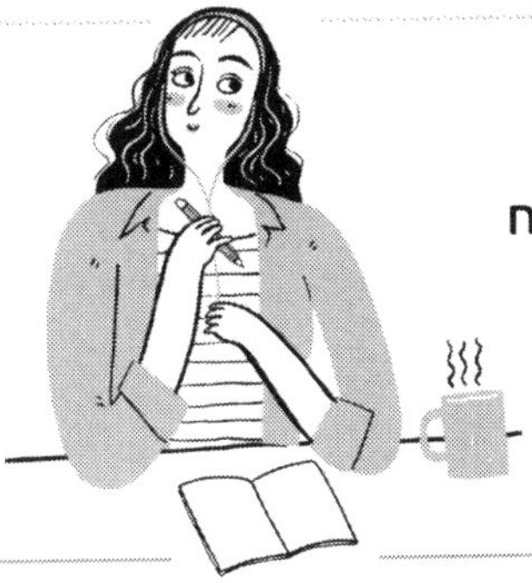

כתבו מכתב לאני העתידי שלכם, הביעו חמלה ועידוד לימים הבאים, בידיעה שיש לכם את הכוח להתמודד עם האתגרים, הקשיים והכאבים.

חשבו על גורמי הלחץ (סטרס) בחייכם שמחריפים את הכאבים. עשו רשימה של מקורות חיצוניים (עבודה, מערכות יחסים, חששות כלכליים) ומקורות פנימיים (ציפיות עצמיות, ביקורת עצמית) המשפיעים על רמת הלחץ שלכם. חשבו כיצד תוכלו להפחית חלק מהדברים שציינתם. זכרו, חמלה עצמית עוזרת להפחית ביקורת עצמית מוגזמת.

חשבו על גורמי הלחץ (סטרס) בחייכם שמחריפים את הכאבים. עשו רשימה של מקורות חיצוניים (עבודה, מערכות יחסים, חששות כלכליים) ומקורות פנימיים (ציפיות עצמיות, ביקורת עצמית) המשפיעים על רמת הלחץ שלכם. חשבו כיצד תוכלו להפחית חלק מהדברים שציינתם. זכרו, חמלה עצמית עוזרת להפחית ביקורת עצמית מוגזמת.

מה עושה לכם כיף? ציינו דברים שעושים לכם מצב רוח טוב, כיף או הנאה ואף עוזרים להתמודד עם הכאבים או בזמן התקף כאב. שמרו לשעת חירום.

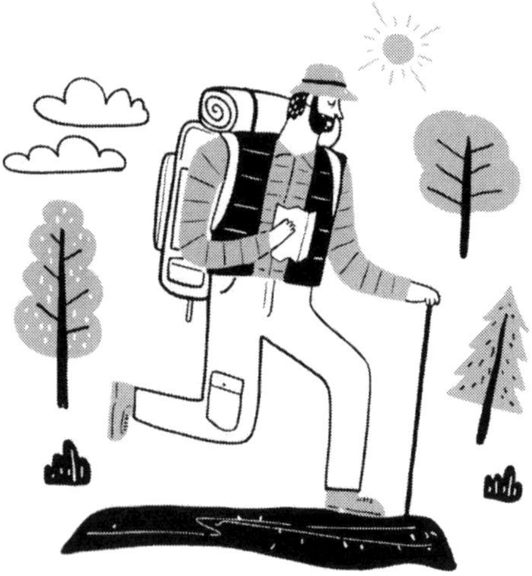

מה עושה לכם כיף? ציינו דברים שעושים לכם מצב רוח טוב, כיף או הנאה ואף עוזרים להתמודד עם הכאבים או בזמן התקף כאב. שמרו לשעת חירום.

כתבו מכתב תודה לגוף שלכם -
הכירו בכוחו ובחוסנו לשאת אתכם
כל היום למרות אתגרי הכאב.

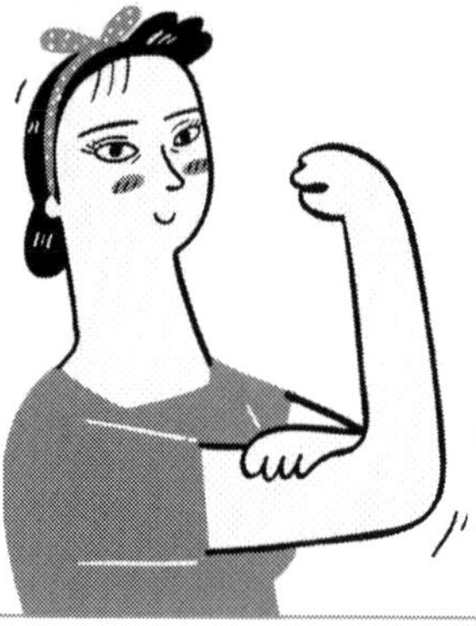

אהבו את עצמכם - ספרו וגלו לעולם כמה נהדרים ונפלאים אתם.

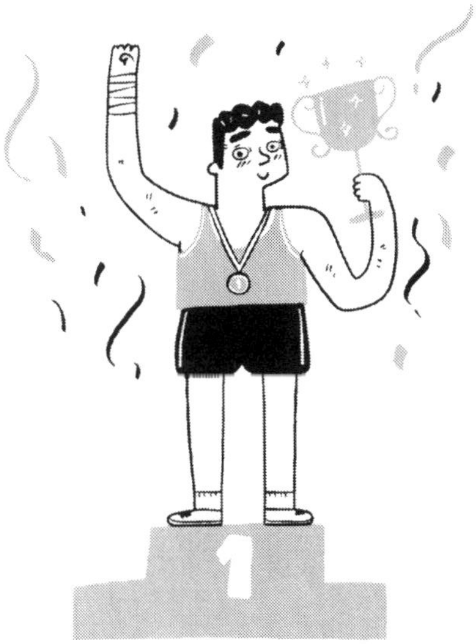

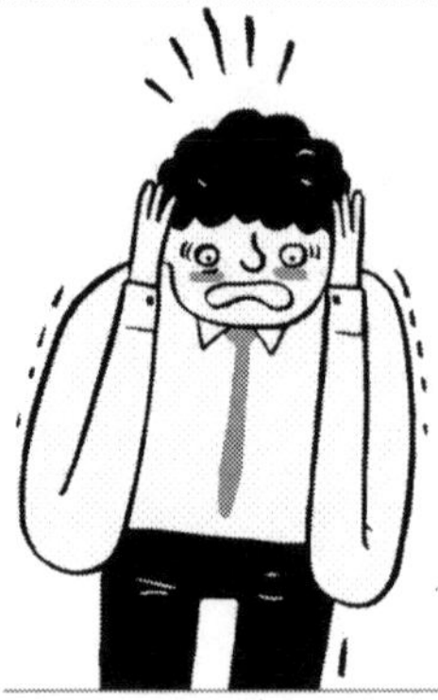

חשבו מה יכול לעזור לכם בזמן התקף כאב כואב, בשעת חירום ומצוקה. תוכלו להכין תוכנית מראש על פי נושאים - תרופות מתאימות, פעילות גופנית, רשת תמיכה, מדיטציה או הרפייה מתאימה. שמרו למקרה של התקף כאב או התלקחות.

חשבו מה יכול לעזור לכם בזמן התקף כאב כואב, בשעת חירום ומצוקה. תוכלו להכין תוכנית מראש על פי נושאים - תרופות מתאימות, פעילות גופנית, רשת תמיכה, מדיטציה או הרפייה מתאימה. שמרו למקרה של התקף כאב או התלקחות.

מה הכי מרגש אתכם? למה אתם הכי מצפים? הכינו רשימה של דברים שגורמים לכם לציפייה והתרגשות.

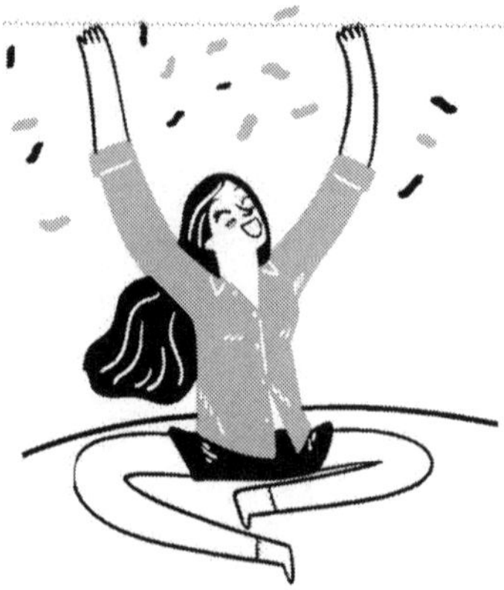

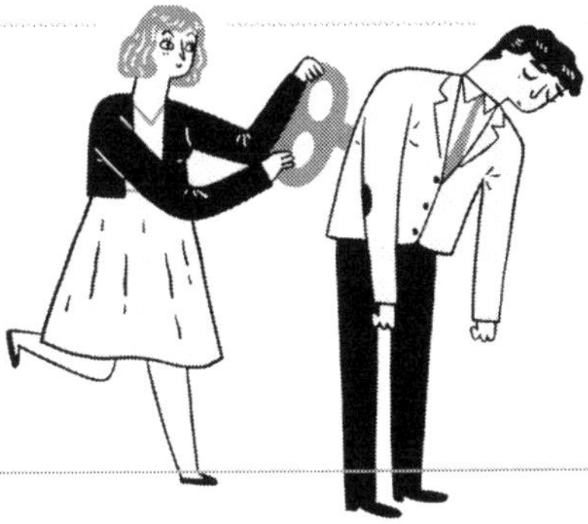

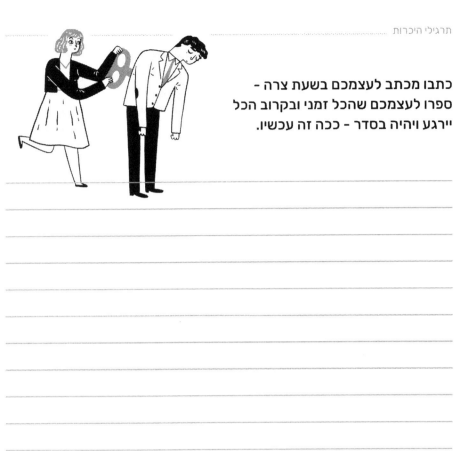

כתבו מכתב לעצמכם בשעת צרה -
ספרו לעצמכם שהכל זמני ובקרוב הכל
יירגע ויהיה בסדר - ככה זה עכשיו.

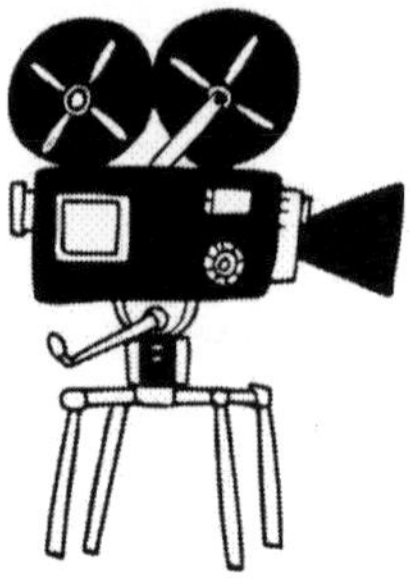

כתבו תסריט לדימיון מודרך שיתאים עבורכם (טיול ביער,
בים או בכל מקום שמרגיע אתכם ומעניק לכם שלווה).
שמרו את התסריט לשעת חירום ללילה קשוח וכואב.
תוכלו למצוא הנחיות לכתיבה בפרק 'מדיטציות'.

כתבו תסריט לדימיון מודרך שיתאים עבורכם (טיול ביער, בים או בכל מקום שמרגיע אתכם ומעניק לכם שלווה). שמרו את התסריט לשעת חירום ללילה קשוח וכואב. תוכלו למצוא הנחיות לכתיבה בפרק 'מדיטציות'.

כתבו תסריט לדימיון מודרך שיתאים עבורכם (טיול ביער, בים או בכל מקום שמרגיע אתכם ומעניק לכם שלווה). שמרו את התסריט לשעת חירום ללילה קשוח וכואב. תוכלו למצוא הנחיות לכתיבה בפרק 'מדיטציות'.

אספו, ציירו או הכינו רשימה של חפצים קטנים, המייצגים אצלכם זכרונות מנחמים, חוויות או רגעים של שמחה, שלווה או הקלה. כתבו כמה מילים על כל חפץ וכיצד הוא תורם לרווחתם. אל תהססו להגדיל את הרשימה כל הזמן עם חוויות וזכרונות חדשים, וכמובן חזרו לרשימה ברגעים של צורך.

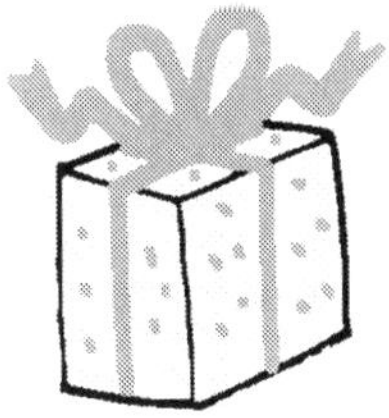

מלאו את הדף במחשבות חיוביות.

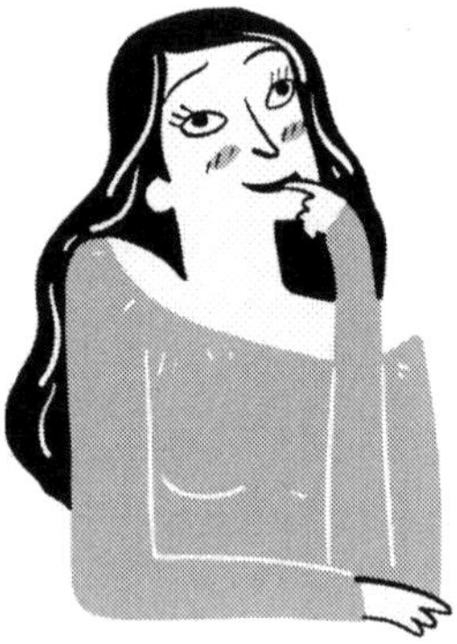

מלאו את הדף במחשבות חיוביות.

עצמו עיניים ודמיינו דמות מטפחת וחומלת בחייכם, העוזרת לכם בשעת מצוקה. כתבו תיאור או ציירו את הדמות, תוך הדגשת תכונות של טוב לב, הבנה ואמפתיה. ספרו כיצד היא עוזרת לכם בהתמודדות.

עצמו עיניים ודמיינו דמות מטפחת וחומלת בחייכם, העוזרת לכם בשעת מצוקה. כתבו תיאור או ציירו את הדמות, תוך הדגשת תכונות של טוב לב, הבנה ואמפתיה. ספרו כיצד היא עוזרת לכם בהתמודדות.

עצמו עיניים ודמיינו דמות מטפחת וחומלת בחייכם, העוזרת לכם בשעת מצוקה. כתבו תיאור או ציירו את הדמות, תוך הדגשת תכונות של טוב לב, הבנה ואמפתיה. ספרו כיצד היא עוזרת לכם בהתמודדות.

עצמו עיניים ודמיינו דמות מטפחת וחומלת בחייכם, העוזרת לכם בשעת מצוקה. כתבו תיאור או ציירו את הדמות, תוך הדגשת תכונות של טוב לב, הבנה ואמפתיה. ספרו כיצד היא עוזרת לכם בהתמודדות.

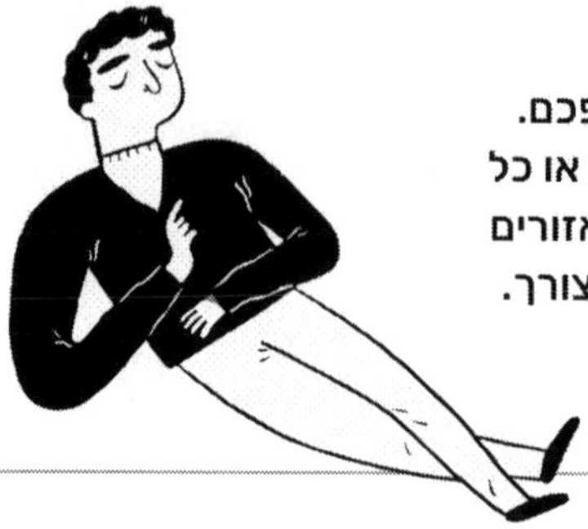

חשבו על כל אזורי הכאב, המתח או אי הנוחות בגופכם. נסו לחשוב על תרגיל שחרור והרפיה, דימיון מודרך או כל פעילות שמתאימה לכם כדי לעזור לשחרר מתח באזורים אלה, ותרגלו לפני השינה או במהלך היום בשעת הצורך.

חשבו על כל אזורי הכאב, המתח או אי הנוחות בגופכם. נסו לחשוב על תרגיל שחרור והרפיה, דימיון מודרך או כל פעילות שמתאימה לכם כדי לעזור לשחרר מתח באזורים אלה, ותרגלו לפני השינה או במהלך היום בשעת הצורך.

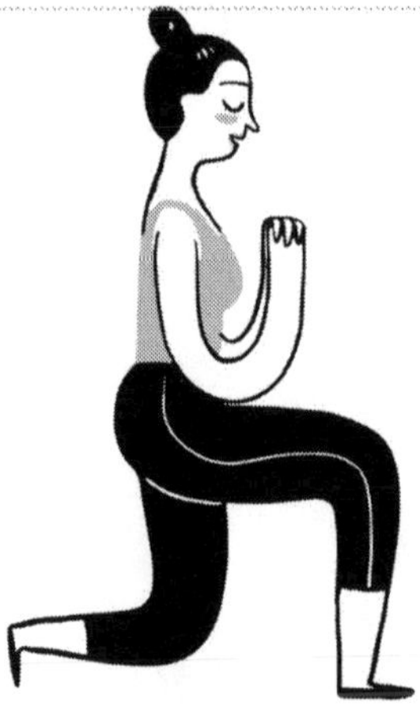

כתבו לעצמכם מנטרה - מנטרת חמלה או מנטרה מחזקת לטיפול עצמי והתמודדות, חזרו עליה כתזכורת לכוח הפנימי שלכם. שמרו לשעת חירום.

קבלת הכאב
ופיתוח חמלה עצמית

בפרק זה נכיר ונתרגל את קבלת הכאב ופיתוח החמלה העצמית ונבין את הדרך בה הם משפיעים על חיינו ועל אופן ההתמודדות עם הכאבים.

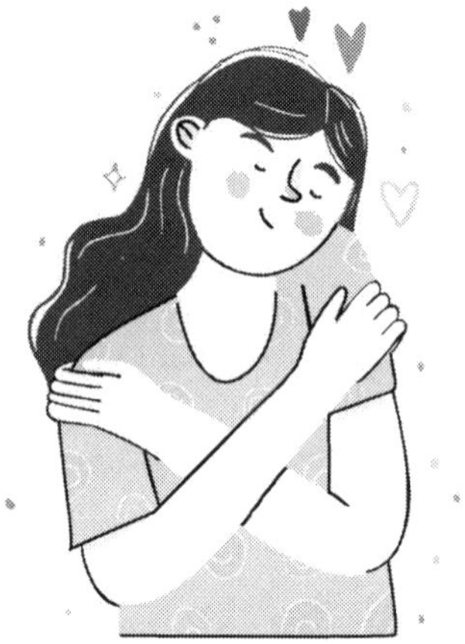

התרגולים והמשימות בפרק זה יסייעו לנו בקבלת המציאות כפי שהיא לצד האתגרים החדשים שהיא מביאה איתה. נלמד להתמודד בצורה בריאה וחיובית עם תחושות של ייאוש, אשמה או חוסר תקווה, ונפתח את יכולות החמלה העצמית, המהווה כלי חשוב וחיוני בהתמודדות נכונה ויעילה עם אתגרי הכאב.

בבואנו לעבוד על קבלת הכאב ופיתוח החמלה עצמית, עלינו לזכור להיות סלחניים ונדיבים כלפי עצמנו, ולתרגל בעיניים טובות, חסרות ביקורת עצמית ושיפוטיות.

בדרך זה נפיק את המיטב מהתרגולים, ונרכוש כלים חשובים ושיטות יעילות במסע שלנו.

קבלה היא תהליך של הכרה והשלמה עם מצב קשה. או מאתגר, מבלי לנסות לשנות אותו, שיכול לעזור לנו למצוא תחושת שלווה והבנה. חישבו על סיטואציות ואירועים בחייכם שעלולים להשתנות בעקבות הכאבים. חלק מהקבלה וההכנה לאירועים שכאלה הן ההבנה שהחיים והיכולות משתנים ודברים לא יהיו כמו בעבר.

אמנם לא תוכלו לשלוט בכאב עצמו, אבל תוכלו להחליט כיצד לחיות לצידו. זהו דברים בחייכם שאתם יכולים לשנות, כמו התזונה שלכם, שגרת הפעילות הגופנית ורמות הלחץ, וחשבו כיצד לשפרם.

חבקו את המצב: חשבו על מחשבה או סיטואציה המעסיקה אתכם לגבי הכאב. במקום להתמקד במה שהייתם רוצים שיהיה שונה, התמקדו במה שקורה בפועל ונסו למצוא משהו חיובי או מועיל בסיטואציה.

קבלה אינה מרמזת על כניעה; זוהי בחירה מודעת להכיר בנוכחות הכאב מבלי לאפשר לו להגדיר את כל קיומנו. זוהי הכרה שכאב, למרות שהוא חלק מאיתנו, אינו מכלה אותנו לחלוטין. על ידי שינוי נקודת המבט שלנו, אנו פותחים את עצמנו לאפשרות לחיות חיים מספקים לצד הכאב. כתבו לעצמכם נקודת מבט חדשה ורעננה בעקבות השינוי בחייכם. חזקו את עצמכם וזכרו שניתן לחיות חיים מספקים למרות ולצד הכאב.

קבלה היא תהליך של הכרה והשלמה עם מצב קשה. או מאתגר, מבלי לנסות לשנות אותו, שיכול לעזור לנו למצוא תחושת שלווה והבנה. חישבו על סיטואציות ואירועים בחייכם שעלולים להשתנות בעקבות הכאבים. חלק מהקבלה וההכנה לאירועים שכאלה הן ההבנה שהחיים והיכולות משתנים ודברים לא יהיו כמו בעבר.

אמנם לא תוכלו לשלוט בכאב עצמו, אבל תוכלו להחליט כיצד לחיות לצידו. זהו דברים בחייכם שאתם יכולים לשנות, כמו התזונה שלכם, שגרת הפעילות הגופנית ורמות הלחץ, וחשבו כיצד לשפרם.

חבקו את המצב: חשבו על מחשבה או סיטואציה המעסיקה אתכם לגבי הכאב. במקום להתמקד במה שהייתם רוצים שיהיה שונה, התמקדו במה שקורה בפועל ונסו למצוא משהו חיובי או מועיל בסיטואציה.

קבלה אינה מרמזת על כניעה; זוהי בחירה מודעת להכיר בנוכחות הכאב מבלי לאפשר לו להגדיר את כל קיומנו. זוהי הכרה שכאב, למרות שהוא חלק מאיתנו, אינו מכלה אותנו לחלוטין. על ידי שינוי נקודה המבט שלנו, אנו פותחים את עצמנו לאפשרות לחיות חיים מספקים לצד הכאב. כתבו לעצמכם נקודת מבט חדשה ורעננה בעקבות השינוי בחייכם. חזקו את עצמכם וזכרו שניתן לחיות חיים מספקים למרות ולצד הכאב.

דברים משתנים בחיים כל הזמן. לא תמיד אנחנו שמים לב לשינויים עד שהם מסתיימים ואז אנחנו לא בטוחים כיצד להגיב אליהם. כדי להקל על ההתמודדות ועל קבלת השינוי, כתבו מה היה המצב הקודם, מה השתנה ומה המצב כעת, והציעו עצות כדי להתמודד עם השינוי ועם המצב החדש. זכרו - לעתים השינוי הוא בלתי נמנע ולא תלוי בנו. מה שכן תלוי בנו זו הדרך שבה אנחנו מסתכלים על השינוי ומקבלים אותו בחיינו.

המצב הקודם

המצב החדש

עצות לקבלת השינוי

המצב הקודם

המצב החדש

עצות לקבלת השינוי

המצב הקודם

המצב החדש

עצות לקבלת השינוי

עצות לקבלת השינוי

עצות לקבלת השינוי

המצב הקודם **המצב החדש**

עצות לקבלת השינוי

עצות לקבלת השינוי

עצות לקבלת השינוי

כתבו מכתב לכאב, קבלו אותו בחייכם,
ספרו לו כיצד אתם מתמודדים איתו.

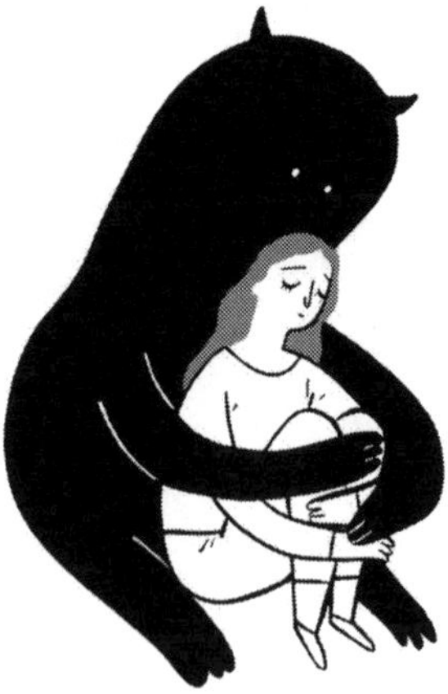

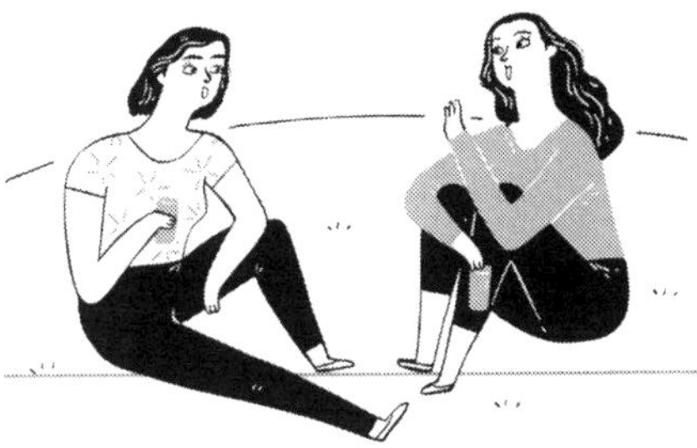

כתבו מכתב לחבר או בן משפחה, בו הציעו עצות כיצד להתמודד עם הכאב. כשתסיימו, קראו את המכתב, אולי תצליחו למצוא עצות שיעזרו גם לכם...

לכל אחד יש דברים שהוא אוהב בעצמו, גם אם הם קטנים או אישיים. חשבו על הדברים שאתם אוהבים בעצמכם וכיתבו אותם, ללא שיפוטיות או ביקורת עצמית.
הציצו ברשימה מדי פעם כדי שתזכיר לכם מה אתם מעריכים בעצמכם.

אחד הדברים החשובים הוא היכולת לסלוח לעצמנו על הטעויות שלנו ולהמשיך הלאה. כיתבו לעצמכם משפט או מנטרה שתזכיר לכם להיות סלחניים ונדיבים לעצמכם במקרים שכאלה ('אתה מתמודד בהצלחה עם אתגרים לא פשוטים בחיים, קורה שלפעמים טועים. העיקר ללמוד מזה ולהתקדם הלאה').

כדי שנוכל להתחיל לפתח חמלה עצמית, נצטרך להכיר ברגשות שלנו. כשאנחנו מזהים את הרגשות שלנו, אנחנו יכולים להבין אותם טוב יותר ולקבל אותם.
כתבו רגשות שעולים בכם בעקבות ההתמודדות עם הכאב בחייכם. כתבו כיצד הרגש משפיע עליכם וכיצד תוכלו לקבלו. נסו לחשוב מה יכול לעזור לכם בתהליך קבלת הרגש.

לכל אחד יש דברים שהוא אוהב בעצמו, גם אם הם קטנים או אישיים. חשבו על הדברים שאתם אוהבים בעצמכם וכיתבו אותם, ללא שיפוטיות או ביקורת עצמית.
הציצו ברשימה מדי פעם כדי שתזכיר לכם מה אתם מעריכים בעצמכם.

אחד הדברים החשובים הוא היכולת לסלוח לעצמנו על הטעויות שלנו ולהמשיך הלאה. כיתבו לעצמכם משפט או מנטרה שתזכיר לכם להיות סלחניים ונדיבים לעצמכם במקרים שכאלה ('אתה מתמודד בהצלחה עם אתגרים לא פשוטים בחיים, קורה שלפעמים טועים. העיקר ללמוד מזה ולהתקדם הלאה').

כדי שנוכל להתחיל לפתח חמלה עצמית, נצטרך להכיר ברגשות שלנו. כשאנחנו מזהים את הרגשות שלנו, אנחנו יכולים להבין אותם טוב יותר ולקבל אותם.
כתבו רגשות שעולים בכם בעקבות ההתמודדות עם הכאב בחייכם. כתבו כיצד הרגש משפיע עליכם וכיצד תוכלו לקבלו. נסו לחשוב מה יכול לעזור לכם בתהליך קבלת הרגש.

חשבו על רגעים מאתגרים או על קשיים שחוויתם בעקבות הכאב. נסו להציע לעצמכם טוב לב, חמלה והבנה שהיו יכולים לעזור לכם בהתמודדות עם הקושי או האתגר.
לדוגמה - 'אני מרגיש רע על כך שלא יכולתי לשחק עם בני בגלל הכאבים'. מחשבה חדשה חומלת ומבינה - 'אני הורה מוצלח ומשקיען. במשפחה יודעים שלעתים הכאבים מונעים ממני לעשות דברים, ומקבלים זאת באהבה ובהבנה. זה בסדר לנוח כשצריך'.

זיהוי ושינוי מחשבות אוטומטיות

בהתמודדות עם הכאב, חשוב לזהות את המחשבות השליליות והאוטומטיות שלנו המגבילות אותנו ומונעות מאיתנו להתמודד בצורה בריאה עם הכאב. זיהוי נכון יכול לעזור לנו להבין טוב יותר את הקשר בין המחשבות שלנו לתחושת הכאב שלנו, ולהיות מודעים יותר להשפעה שלהן.

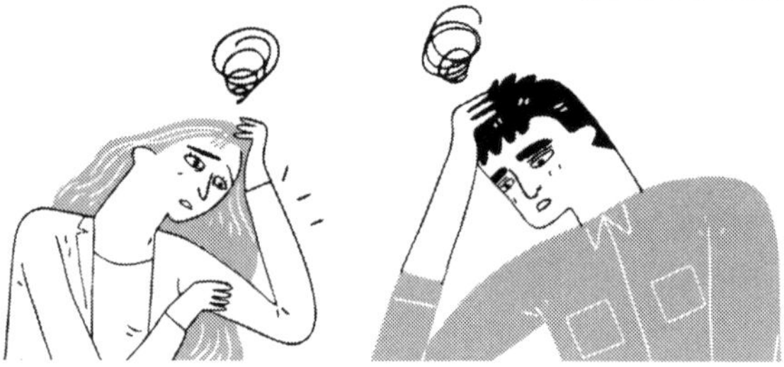

התרגולים שבפרק יעזרו לנו לזהות את אותן מחשבות לא מיטיבות, לחקור את ההשפעה שלהן ולהחליפן במחשבות חיוביות ונכונות יותר עבורנו. תהליך זה יעזור לנו להתמודד נכון יותר עם הכאב והאתגרים שהוא מביא איתו, ויצמצם את הנוכחות וההשפעה של מחשבות שליליות ומיותרות על רמת הכאבים.

הקדישו כמה רגעים להרהר בכאב שלכם. כתבו את המחשבות האוטומטיות שעולות בתגובה לכאב. היו כנים ולא שיפוטיים בזמן שאתם מזהים את המחשבות ('בגלל הכאבים אהיה אומלל כל החיים', הכאבים מונעים ממני להיות אדם מאושר ולהגשים את עצמי').

סקרו את המחשבות שכתבתם, העריכו את ההשפעה שלהם על חייכם וקבעו האם הן מועילות או מזיקות. כתבו כיצד מחשבות אלה תורמות לחייכם או לחילופין מגבירות את הלחץ ומחמירות את הכאבים.

נסו לשנות ולהגדיר מחדש את המחשבות שציינתם שמזיקות לכם ומעצימות את הכאב. התמקדו בשינוי הגישה משיפוט עצמי או חוסר תקווה לחמלה עצמית, חוסן והעצמה, ונסו להגדיר מחדש את המחשבה הלא-מיטיבה ולשנותה לאמירה חיובית וחומלת.
בדקו כיצד המחשבה החדשה משפיעה על הרגשות, רמת הלחץ והכאבים.

חשוב על מצב מלחיץ מהתקופה האחרונה שהחמיר את הכאבים. נסו להזכר מה חשבתם בדיוק לפני שהתחלתם להרגיש רע. נסו להזכר במחשבות המלוות את הרגש את הכאב. מה תוכלו לשנות ולנסח מחדש כדי להאיר את הסיטואציה באור חיובי יותר או להתכונן טוב יותר לסיטואציה דומה שעלולה לקרות בעתיד?

חשבו על מחשבה שמלווה אתכם זמן רב ומציקה לכם ומכאיבה לכם (אולי כעס על מישהו או אכזבה ממשהו). נסו לשמוט את המחשבה, ובחנו האם וכיצד השינוי משנה את הרגשתכם ואת התחושה הכללית בגוף.

הקדישו כמה רגעים להרהר בכאב שלכם. כתבו את המחשבות האוטומטיות שעולות בתגובה לכאב. היו כנים ולא שיפוטיים בזמן שאתם מזהים את המחשבות ('בגלל הכאבים אהיה אומלל כל החיים', הכאבים מונעים ממני להיות אדם מאושר ולהגשים את עצמי').

סקרו את המחשבות שכתבתם, העריכו את ההשפעה שלהם על חייכם וקבעו האם הן מועילות או מזיקות. כתבו כיצד מחשבות אלה תורמות לחייכם או לחילופין מגבירות את הלחץ ומחמירות את הכאבים.

נסו לשנות ולהגדיר מחדש את המחשבות שציינתם שמזיקות לכם ומעצימות את הכאב. התמקדו בשינוי הגישה משיפוט עצמי או חוסר תקווה לחמלה עצמית, חוסן והעצמה, ונסו להגדיר מחדש את המחשבה הלא-מיטיבה ולשנותה לאמירה חיובית וחומלת.
בדקו כיצד המחשבה החדשה משפיעה על הרגשות, רמת הלחץ והכאבים.

חשוב על מצב מלחיץ מהתקופה האחרונה שהחמיר את הכאבים. נסו להזכר מה חשבתם בדיוק לפני שהתחלתם להרגיש רע. נסו להזכר במחשבות המלוות את הרגש את הכאב. מה תוכלו לשנות ולנסח מחדש כדי להאיר את הסיטואציה באור חיובי יותר או להתכונן טוב יותר לסיטואציה דומה שעלולה לקרות בעתיד?

חשבו על מחשבה שמלווה אתכם זמן רב ומציקה לכם ומכאיבה לכם (אולי כעס על מישהו או אכזבה ממשהו). נסו לשמוט את המחשבה, ובחנו האם וכיצד השינוי משנה את הרגשתכם ואת התחושה הכללית בגוף.

הקדישו כמה רגעים להרהר בכאב שלכם. כתבו את המחשבות האוטומטיות שעולות בתגובה לכאב. היו כנים ולא שיפוטיים בזמן שאתם מזהים את המחשבות (׳בגלל הכאבים אהיה אומלל כל החיים׳, הכאבים מונעים ממני להיות אדם מאושר ולהגשים את עצמי׳).

סקרו את המחשבות שכתבתם, העריכו את ההשפעה שלהם על חייכם וקבעו האם הן מועילות או מזיקות. כתבו כיצד מחשבות אלה תורמות לחייכם או לחילופין מגבירות את הלחץ ומחמירות את הכאבים.

נסו לשנות ולהגדיר מחדש את המחשבות שציינתם שמזיקות לכם ומעצימות את הכאב. התמקדו בשינוי הגישה משיפוט עצמי או חוסר תקווה לחמלה עצמית, חוסן והעצמה, ונסו להגדיר מחדש את המחשבה הלא-מיטיבה ולשנותה לאמירה חיובית וחומלת.
בדקו כיצד המחשבה החדשה משפיעה על הרגשות, רמת הלחץ והכאבים.

חשוב על מצב מלחיץ מהתקופה האחרונה שהחמיר את הכאבים. נסו להזכר מה חשבתם בדיוק לפני שהתחלתם להרגיש רע. נסו להזכר במחשבות המלוות את הרגש את הכאב. מה תוכלו לשנות ולנסח מחדש כדי להאיר את הסיטואציה באור חיובי יותר או להתכונן טוב יותר לסיטואציה דומה שעלולה לקרות בעתיד?

חשבו על מחשבה שמלווה אתכם זמן רב ומציקה לכם ומכאיבה לכם (אולי כעס על מישהו או אכזבה ממשהו). נסו לשמוט את המחשבה, ובחנו האם וכיצד השינוי משנה את הרגשתכם ואת התחושה הכללית בגוף.

פעמים רבות אנו מותחים על עצמינו ביקורת, אך לא טורחים להגן על עצמינו מפני המחשבות השליליות. מלאו את תפקידו של הפרקליט המגן עליכם מפני 'ההאשמות' השליליות או הביקורתיות נגדכם. ענו על השאלות ובידקו אם אתם מחמירים עם עצמכם.

באיזו עבירה אתם מאשימים את עצמכם ('לא בישלתי אוכל לילדים ונאלצנו להזמין אוכל')?

כיצד הייתם מגינים על עצמכם?

האם פעלתם בזדון או באכזריות? האם יש הסברים אחרים להתנהגותכם?

כיצד לדעתכם היה מתנהג מישהו 'רגיל'?

מה לדעתכם תהיה החלטת חבר המושבעים בעניין? זכרו, התבוננות בעיניים טובות וחומלות משפיעות על ההחלטה של חבר המושבעים.

פעמים רבות אנו מותחים על עצמינו ביקורת, אך לא טורחים להגן על עצמינו מפני המחשבות השליליות. מלאו את תפקידו של הפרקליט המגן עליכם מפני 'ההאשמות' השליליות או הביקורתיות נגדכם. ענו על השאלות ובידקו אם אתם מחמירים עם עצמכם.

באיזו עבירה אתם מאשימים את עצמכם ('לא בישלתי אוכל לילדים ונאלצנו להזמין אוכל')?

כיצד הייתם מגינים על עצמכם?

האם פעלתם בזדון או באכזריות? האם יש הסברים אחרים להתנהגותכם?

כיצד לדעתכם היה מתנהג מישהו 'רגיל'?

מה לדעתכם תהיה החלטת חבר המושבעים בעניין? זכרו, התבוננות בעיניים טובות וחומלות משפיעות על ההחלטה של חבר המושבעים.

פעמים רבות אנו מותחים על עצמינו ביקורת, אך לא טורחים להגן על עצמינו מפני המחשבות השליליות. מלאו את תפקידו של הפרקליט המגן עליכם מפני 'ההאשמות' השליליות או הביקורתיות נגדכם. ענו על השאלות ובידקו אם אתם מחמירים עם עצמכם.

באיזו עבירה אתם מאשימים את עצמכם ('לא בישלתי אוכל לילדים ונאלצנו להזמין אוכל')?

כיצד הייתם מגינים על עצמכם?

האם פעלתם בזדון או באכזריות? האם יש הסברים אחרים להתנהגותכם?

כיצד לדעתכם היה מתנהג מישהו 'רגיל'?

מה לדעתכם תהיה החלטת חבר המושבעים בעניין? זכרו, התבוננות בעיניים טובות וחומלות משפיעות על ההחלטה של חבר המושבעים.

פעמים רבות אנו מותחים על עצמינו ביקורת, אך לא טורחים להגן על עצמינו מפני המחשבות השליליות. מלאו את תפקידו של הפרקליט המגן עליכם מפני 'ההאשמות' השליליות או הביקורתיות נגדכם. ענו על השאלות ובידקו אם אתם מחמירים עם עצמכם.

באיזו עבירה אתם מאשימים את עצמכם ('לא בישלתי אוכל לילדים ונאלצנו להזמין אוכל')?

כיצד הייתם מגינים על עצמכם?

האם פעלתם בזדון או באכזריות? האם יש הסברים אחרים להתנהגותכם?

כיצד לדעתכם היה מתנהג מישהו 'רגיל'?

מה לדעתכם תהיה החלטת חבר המושבעים בעניין? זכרו, התבוננות בעיניים טובות וחומלות משפיעות על ההחלטה של חבר המושבעים.

פעמים רבות אנו מותחים על עצמינו ביקורת, אך לא טורחים להגן על עצמינו מפני המחשבות השליליות. מלאו את תפקידו של הפרקליט המגן עליכם מפני 'ההאשמות' השליליות או הביקורתיות נגדכם. ענו על השאלות ובידקו אם אתם מחמירים עם עצמכם.

באיזו עבירה אתם מאשימים את עצמכם ('לא בישלתי אוכל לילדים ונאלצנו להזמין אוכל')?

כיצד הייתם מגינים על עצמכם?

האם פעלתם בזדון או באכזריות? האם יש הסברים אחרים להתנהגותכם?

כיצד לדעתכם היה מתנהג מישהו 'רגיל'?

מה לדעתכם תהיה החלטת חבר המושבעים בעניין? זכרו, התבוננות בעיניים טורוח וחומלות משפיעות על ההחלטה של חבר המושבעים.

פעמים רבות אנו מותחים על עצמינו ביקורת, אך לא טורחים להגן על עצמינו מפני המחשבות השליליות. מלאו את תפקידו של הפרקליט המגן עליכם מפני 'ההאשמות' השליליות או הביקורתיות נגדכם. ענו על השאלות ובידקו אם אתם מחמירים עם עצמכם.

באיזו עבירה אתם מאשימים את עצמכם ('לא בישלתי אוכל לילדים ונאלצנו להזמין אוכל')?

כיצד הייתם מגינים על עצמכם?

האם פעלתם בזדון או באכזריות? האם יש הסברים אחרים להתנהגותכם?

כיצד לדעתכם היה מתנהג מישהו 'רגיל'?

מה לדעתכם תהיה החלטת חבר המושבעים בעניין? זכרו, התבוננות בעיניים טובות וחומלות משפיעות על ההחלטה של חבר המושבעים.

פעמים רבות אנו מותחים על עצמינו ביקורת, אך לא טורחים להגן על עצמינו מפני המחשבות השליליות. מלאו את תפקידו של הפרקליט המגן עליכם מפני 'ההאשמות' השליליות או הביקורתיות נגדכם. ענו על השאלות ובידקו אם אתם מחמירים עם עצמכם.

באיזו עבירה אתם מאשימים את עצמכם ('לא בישלתי אוכל לילדים ונאלצנו להזמין אוכל')?

____

____

כיצד הייתם מגינים על עצמכם?

____

____

האם פעלתם בזדון או באכזריות? האם יש הסברים אחרים להתנהגותכם?

____

____

____

כיצד לדעתכם היה מתנהג מישהו 'רגיל'?

____

____

מה לדעתכם תהיה החלטת חבר המושבעים בעניין? זכרו, התבוננות בעיניים טובות וחומלות משפיעות על ההחלטה של חבר המושבעים.

____

____

____

השתמשו בטבלה בכל פעם שעולה מחשבה שלילית לגבי אירוע שקרה או הולך לקרות. כתבו את המחשבה כמו שהיא ואז נסו להחליף אותה במחשבה חיובית, מיטיבה ומציאותית ('בגלל הכאבים לא אצליח להתרכז במבחן, מה שיגרום לכשלוני'. השינוי - 'אעשה מה שאוכל כדי להפחית את הכאבים ואעדכן את המרצה לגבי המגבלה שלי').

מטרות, משימות ציפיות ואכזבות

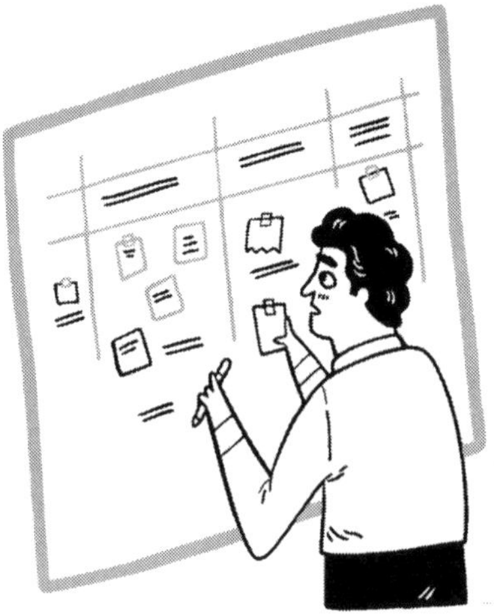

כאב כרוני יכול להשפיע על החיים שלנו בדרכים רבות. הוא יכול להקשות עלינו לעשות דברים שעשינו בעבר, כמו לעבוד, ללמוד, לבלות עם חברים ובמשפחה, או אפילו פשוט להרגיש טוב עם עצמנו.

במסענו, חשוב להתאים את הציפיות שלנו למציאות החדשה; להבין שהחיים לא תמיד יהיו פשוטים, ושלא תמיד נוכל לעשות כל מה שנרצה. התאמת הציפיות יכולה לעזור לנו להימנע מתסכול, עצב, וחרדה ולצמצם את תחושת אי-הוודאות. היא מסייעת לנו להתמקד במשימות המתאימות לנו וליכולות שלנו, ולצמצם את העיסוק בדברים שלא נוכל להשיג או לבצע.

התרגולים יעזרנו לנו להגדיר מטרות ולתכנן משימות בצורה שתעזור לנו לשלוט במצב ולהתמודד באופן בריא יותר עם האתגרים שנתקל בהם.

הכלים שנרכוש בפרק זה חשובים בהתמודדות עם הכאבים הכרוניים וברצון שלנו להיות פעילים ולהמשיך להנות מהחיים, זאת תוך הקניית יכולות ניהול יעילות יותר של המציאות החדשה ושימוש נכון במשאבי הגוף שלנו.

רוב האנשים מזהים ערכים בתחומים הבאים:

זוגיות/קשר אינטימי • **הורות** • **משפחה** • **חיי חברה** • **עבודה** • **למידה/חינוך**
תחביבים • **רוחניות** • **תזונה ופעילות גופנית** • **אמנות, מוזיקה, ספרות** • **יציאה לטבע**

אם הייתם יכולים לבחור רק 5 מתוך 11 התחומים הנ"ל לעבוד עליהם, מה הם יהיו?

אם הייתם יכולים לבחור רק 3 מתוך 11 התחומים, מה הם יהיו?

אם הייתם יכולים לבחור רק 1 מתוך 11 התחומים, מה הוא יהיה?

אחרי שבחרתם את התחומים החשובים ביותר עבורכם, הגדירו מטרות עבור כל תחום.
עבור כל מטרה שאתם קובעים, שימו לב להגדרות הבאות -

ספציפית - המטרה צריכה להיות ברורה, מוגדרת וספציפית.
ניתנת למדידה - מטרה שניתן למדוד בה התקדמות לאורך זמן.
ברת השגה - מטרה שניתן להשיג ולממש.
ריאלית - מטרה ריאלית, מציאותית ורלוונטית לצרכים וליכולות שלנו.
מוגבלת בזמן - מטרה עם לוחות זמנים ברורים.

תחום:

מטרות:

תחום:

מטרות:

תחום:

מטרות:

תחום:

מטרות:

תחום:

מטרות:

תחום:

מטרות:

תחום:

מטרות:

תחום:

מטרות:

תחום:

מטרות:

תחום:

מטרות:

תחום:

מטרות:

תחום:

מטרות:

תחום:

מטרות:

מה אתם צריכים לשקול ולקחת בחשבון לפני שאתם מתחייבים למטרות שציינתם?

למה המטרות שציינתם כל כך חשובות לכם?

האם ישנם צעדים מיוחדים או הכנות שתוכלו לעשות שיעזרו לכם במימוש המטרות?

אילו מכשולים עלולים לצוץ בדרך למימוש המטרות?

ציינו אילו תושאבים יכולים לעזוו לכם בדרככם למימוש המטרות.

מה אתם צריכים לשקול ולקחת בחשבון לפני שאתם מתחייבים למטרות שציינתם?

למה המטרות שציינתם כל כך חשובות לכם?

האם ישנם צעדים מיוחדים או הכנות שתוכלו לעשות שיעזרו לכם במימוש המטרות?

אילו מכשולים עלולים לצוץ בדרך למימוש המטרות?

ציינו אילו משאבים יכולים לעזור לכם בדרככם למימוש המטרות.

על מנת שנוכל לנהל את המשימות שלנו בצורה טובה יותר, חשוב להבין מהם קווי הבסיס שלנו לפעילויות שונות. קו הבסיס הוא מדד למה שאנו יכולים לבצע כעת מבלי לגרום לכאב נוסף ומה שאנחנו יכולים לעשות בפועל - לא מה שהיינו מסוגלים לעשות בעבר או מה שהיינו רוצים להיות מסוגלים לעשות. ייתכן והדבר יצריך מספר ניסיונות לאורך כמה ימים כדי להבין מהו קו הבסיס הנכון עבורכם, ברמות שונות של כאב.

התחילו עם פעילויות בסיסיות - עמידה, הליכה, עלייה במדרגות וכדומה. מדדו במשך מספר ימים, 3 פעמים ביום, את משך הזמן לכל פעולה (כמה זמן אתם יכולים לבצע את הפעולה לפני שמחריף הכאב). העזרו בטבלה כדי להגדיר את זמן הבסיס לכל פעולה.

על ידי שימוש בקו הבסיס לפעולות השונות, אתם יכולים לתכנן פעילויות ומשימות בצורה נכונה ומדויקת יותר. קו הבסיס נותן יותר שליטה ומסייע להשלמת המשימות.

חשוב להשתמש בקו הבסיס גם בימים 'טובים' ופחות כואבים, ולהגביל את עצמנו גם בימים אלה, כדי לא להגיע למצב של החמרה בכאב ועומס על הגוף.

פעולה:

יום 1		יום 2		יום 3	
שעה	משך זמן	שעה	משך זמן	שעה	משך זמן

קו הבסיס לפעולה זו:

פעולה:

יום 1		יום 2		יום 3	
שעה	משך זמן	שעה	משך זמן	שעה	משך זמן

קו הבסיס לפעולה זו:

פעולה:

שעה	משך זמן	שעה	משך זמן	שעה	משך זמן

קו הבסיס לפעולה זו:

פעולה:

שעה	משך זמן	שעה	משך זמן	שעה	משך זמן

קו הבסיס לפעולה זו:

פעולה:

שעה	משך זמן	שעה	משך זמן	שעה	משך זמן

קו הבסיס לפעולה זו:

פעולה:

שעה	משך זמן	שעה	משך זמן	שעה	משך זמן

קו הבסיס לפעולה זו:

פעולה:

שעה	משך זמן	שעה	משך זמן	שעה	משך זמן

קו הבסיס לפעולה זו:

פעולה:

שעה	משך זמן	שעה	משך זמן	שעה	משך זמן

קו הבסיס לפעולה זו:

פעולה:

שעה	משך זמן	שעה	משך זמן	שעה	משך זמן

קו הבסיס לפעולה זו: ....

פעולה:

שעה	משך זמן	שעה	משך זמן	שעה	משך זמן

קו הבסיס לפעולה זו: ....

פעולה:

שעה	משך זמן	שעה	משך זמן	שעה	משך זמן

קו הבסיס לפעולה זו: ....

צרו רשימה של תחומי אחריות ומשימות המעסיקים אתכם כחלק מההתמודדות עם הכאב. העניקו עדיפות למשימות חשובות ולמשימות שמעניינות אתכם, אך שימו לב שהמשימות מתאימות למצב הפיזי והרגשי שלכם. תוכלו לחלק את הרשימה לפי נושאים כדי שיהיה לכם יותר קל להתמצא ברשימה ולנהל אותה.

באמצעות תחזוק הרשימה באופן קבוע, תוכלו להרגיש מאורגנים וממוקדים בניהול המשימות בצורה המיטיבה עבורכם.

משימות מאתגרות או מפחידות עלולות לעורר קושי והתנגדות, בוודאי בימים של כאב. התרגילים הבאים מציעים דרכים שונות לגשת לכל משימה, להפחית את ההתנגדות וההימנעות מביצועה, ולהתמודד עם קשיים שעשויים לצוץ במהלך הדרך.

המשימה ______________________________

____

מה מונע מכם לבצע את המשימה? מה הדבר הכי גרוע שעשוי לקרות אם תנסו?

____

____

נסו לפרק את המשימה למשימות קטנות יותר או לשלבי עבודה מסודרים. כך תוכלו לנהל את קצב העבודה וההתקדמות בצורה מדודה ואחראית.

______________ ______________

______________ ______________

______________ ______________

______________ ______________

כתבו תיאור מילולי שלכם מבצעים את המשימה. לעתים, כשהופכים את ביצוע המשימה למוחשי, היא מרגישה פחות מאיימת.

____

____

מה תוכלו להציע לעצמכם במקרה שמשהו בתכנון או בביצוע ישתבש, או במקרה של כאב מפתיע שימנע מכם להמשיך בביצוע המשימה? זיכרו את החמלה העצמית והקבלה.

____

____

____

המשימה

מה מונע מכם לבצע את המשימה? מה הדבר הכי גרוע שעשוי לקרות אם תנסו?

נסו לפרק את המשימה למשימות קטנות יותר או לשלבי עבודה מסודרים. כך תוכלו לנהל את קצב העבודה וההתקדמות בצורה מדודה ואחראית.

כתבו תיאור מילולי שלכם מבצעים את המשימה. לעתים, כשהופכים את ביצוע המשימה למוחשי, היא מרגישה פחות מאיימת.

מה תוכלו להציע לעצמכם במקרה שמשהו בתכנון או בביצוע ישתבש, או במקרה של כאב מפתיע שימנע מכם להמשיך בביצוע המשימה? זיכרו את החמלה העצמית והקבלה.

המשימה

מה מונע מכם לבצע את המשימה? מה הדבר הכי גרוע שעשוי לקרות אם תנסו?

נסו לפרק את המשימה למשימות קטנות יותר או לשלבי עבודה מסודרים. כך תוכלו לנהל את קצב העבודה וההתקדמות בצורה מדודה ואחראית.

כתבו תיאור מילולי שלכם מבצעים את המשימה. לעתים, כשהופכים את ביצוע המשימה למוחשי, היא מרגישה פחות מאיימת.

מה תוכלו להציע לעצמכם במקרה שמשהו בתכנון או בביצוע ישתבש, או במקרה של כאב מפתיע שימנע מכם להמשיך בביצוע המשימה? זיכרו את החמלה העצמית והקבלה.

המשימה

מה מונע מכם לבצע את המשימה? מה הדבר הכי גרוע שעשוי לקרות אם תנסו?

נסו לפרק את המשימה למשימות קטנות יותר או לשלבי עבודה מסודרים. כך תוכלו לנהל את קצב העבודה וההתקדמות בצורה מדודה ואחראית.

כתבו תיאור מילולי שלכם מבצעים את המשימה. לעתים, כשהופכים את ביצוע המשימה למוחשי, היא מרגישה פחות מאיימת.

מה תוכלו להציע לעצמכם במקרה שמשהו בתכנון או בביצוע ישתבש, או במקרה של כאב מפתיע שימנע מכם להמשיך בביצוע המשימה? זיכרו את החמלה העצמית והקבלה.

המשימה

מה מונע מכם לבצע את המשימה? מה הדבר הכי גרוע שעשוי לקרות אם תנסו?

נסו לפרק את המשימה למשימות קטנות יותר או לשלבי עבודה מסודרים. כך תוכלו לנהל את קצב העבודה וההתקדמות בצורה מדודה ואחראית.

כתבו תיאור מילולי שלכם מבצעים את המשימה. לעתים, כשהופכים את ביצוע המשימה למוחשי, היא מרגישה פחות מאיימת.

מה תוכלו להציע לעצמכם רתקרה שמשהו בתכנון או בביצוע ישתבש, או במקרה של כאב מפתיע שימנע מכם להמשיך בביצוע המשימה? זיכרו את החמלה העצמית והקבלה.

המשימה

מה מונע מכם לבצע את המשימה? מה הדבר הכי גרוע שעשוי לקרות אם תנסו?

נסו לפרק את המשימה למשימות קטנות יותר או לשלבי עבודה מסודרים. כך תוכלו לנהל את קצב העבודה וההתקדמות בצורה מדודה ואחראית.

כתבו תיאור מילולי שלכם מבצעים את המשימה. לעתים, כשהופכים את ביצוע המשימה למוחשי, היא מרגישה פחות מאיימת.

מה תוכלו להציע לעצמכם במקרה שמשהו בתכנון או בביצוע ישתבש, או במקרה של כאב מפתיע שימנע מכם להמשיך בביצוע המשימה? זיכרו את החמלה העצמית והקבלה.

המשימה

מה מונע מכם לבצע את המשימה? מה הדבר הכי גרוע שעשוי לקרות אם תנסו?

נסו לפרק את המשימה למשימות קטנות יותר או לשלבי עבודה מסודרים. כך תוכלו לנהל את קצב העבודה וההתקדמות בצורה מדודה ואחראית.

כתבו תיאור מילולי שלכם מבצעים את המשימה. לעתים, כשהופכים את ביצוע המשימה למוחשי, היא מרגישה פחות מאיימת.

מה תוכלו להציע לעצמכם במקרה שמשהו בתכנון או בביצוע ישתבש, או במקרה של כאב מפתיע שימנע מכם להמשיך בביצוע המשימה? זיכרו את החמלה העצמית והקבלה.

המשימה

מה מונע מכם לבצע את המשימה? מה הדבר הכי גרוע שעשוי לקרות אם תנסו?

נסו לפרק את המשימה למשימות קטנות יותר או לשלבי עבודה מסודרים. כך תוכלו לנהל את קצב העבודה וההתקדמות בצורה מדודה ואחראית.

כתבו תיאור מילולי שלכם מבצעים את המשימה. לעתים, כשהופכים את ביצוע המשימה למוחשי, היא מרגישה פחות מאיימת.

מה תוכלו להציע לעצמכם במקרה שמשהו בתכנון או בביצוע ישתבש, או במקרה של כאב מפתיע שימנע מכם להמשיך בביצוע המשימה? זיכרו את החמלה העצמית והקבלה.

הכינו רשימה של משאבים זמינים במקרה של משימות מאתגרות או קשיים שעלולים לצוץ - חברים ובני משפחה, תרופות, טיפולים אלטרנטיביים, עזרה מקצועית או הסחות דעת מהנות.

הכינו לעצמכם רשימת חיזוקים ותזכורות למקרים שונים של קושי - תשישות, ייאוש, תסכול, כאב, לחץ ועוד. זכרו - חמלה עצמית ועיניים טובות הם הבסיס לכל ביקורת עצמית חיובית ('כשאני מתחיל להרגיש לחץ מביצוע המשימה, חשוב לעצור, לקחת אוויר ולנסות להרגע', 'גם אם לא סיימתי את המשימה, אני יודע שעשיתי את הכי טוב שיכולתי היום').

**כתבו לעצמכם מכתב מעודד ומחזק שיעזור לכם להשלים משימות.
ספרו לעצמכם על ההרגשה המתגמלת והמספקת בביצוע המשימה,
שהמשימה פחות קשה ממה שהיא נראית ושאתם מסוגלים לבצעה.**

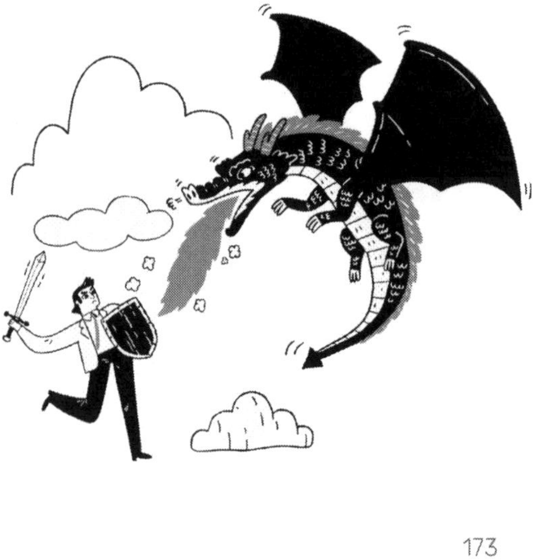

נוכחות הכאב בחיינו מאלצת אותנו לשנות את הציפיות שלנו מאנשים, מערכות יחסים, תכנון וביצוע משימות, ועוד ועוד, כדי לצמצם את הסיכוי להתאכזב. חשבו על רעיונות, פעולות וציפיות שכדאי לשנות ולהתאים בעקבות נוכחות הכאב בחיים. יעזור להתרחק מהציפיות הישנות ולמצוא דרכים חדשות למצוא הנאה, שביעות רצון והגשמה בחיים.

בבואכם לתכנן ציפיות מחודשות, נסו להתרכז ברגע הנוכחי. חשבו על האנשים והרגעים הנעימים בחייכם ונסו להתחבר לדברים החשובים שאתם רוצים לשמר בחייכם.
כתבו מה להרגשתכם אותם הדברים שמיטיבים איתכם שלא תוותרו עליהם בתכנון הציפיות החדשות (שעות איכות עם הילדים, טיול יומי עם הכלב, שימור תחביבים).

עברו על רשימת הציפיות שכתבתם, בדקו האם הציפיות ריאליות ומציאותיות. נסו לחשוב מהם הדברים שעלולים לפגוע במימוש הציפיות. בידקו האם אותם הדברים מצדיקים שינוי או תיקון של אחת הציפיות.

תכננו תוכנית פעולה עבור ציפיות שאינן מתממשות ואכזבות שחוזרות על עצמן. זהו אכזבה שכזו, ונסו לחשוב על פתרון אלטרנטיבי או שינוי בגישה שיאפשרו לכם להתמודד עם האכזבה. במידת האפשר, נסו לבצע שינויים והתאמות בציפייה המסוימת כדי לצמצם את האכזבה הבאה. זיכרו שהכאב מביא איתו שינויים ועלינו לקבלם בחיינו.

חישבו על המחשבות השליליות העולות בכם בעת אכזבה או ציפייה לא ממומשת ונסו להחליף אותן במחשבות חיוביות ומעוררות השראה. נסו לראות כל אכזבה כהזדמנות ללמוד ולצמוח, ולהבין שלעיתים מהכאבים והאכזבות ניתן ליצור דברים חדשים וחיוביים שיכולים לשפר את החיים שלכם.

נסו למצוא מקורות שמחה, סיפוק ותמיכה בחייכם המתאימים לציפיות החדשות. תחביבים, פעילויות יצירתיות, מעגל חברתי תומך או תחושת השפעה חיובית שאתם יכולים ליצור בחיים של אחרים.
כל מה שיכול לתמוך בתהליך החדש ועוזר בנטישת ציפיות ישנות - עשוי להועיל.

נוכחות הכאב בחיינו מאלצת אותנו לשנות את הציפיות שלנו מאנשים, מערכות יחסים, תכנון וביצוע משימות, ועוד ועוד, כדי לצמצם את הסיכוי להתאכזב. חשבו על רעיונות, פעולות וציפיות שכדאי לשנות ולהתאים בעקבות נוכחות הכאב בחיים. יעזור להתרחק מהציפיות הישנות ולמצוא דרכים חדשות למצוא הנאה, שביעות רצון והגשמה בחיים.

בבואכם לתכנן ציפיות מחודשות, נסו להתרכז ברגע הנוכחי. חשבו על האנשים והרגעים הנעימים בחייכם ונסו להתחבר לדברים החשובים שאתם רוצים לשמר בחייכם.
כתבו מה להרגשתכם אותם הדברים שמיטיבים איתכם שלא תוותרו עליהם בתכנון הציפיות החדשות (שעות איכות עם הילדים, טיול יומי עם הכלב, שימור תחביבים).

עברו על רשימת הציפיות שכתבתם, בדקו האם הציפיות ריאליות ומציאותיות. נסו לחשוב מהם הדברים שעלולים לפגוע במימוש הציפיות. בידקו האם אותם הדברים מצדיקים שינוי או תיקון של אחת הציפיות.

תכננו תוכנית פעולה עבור ציפיות שאינן מתממשות ואכזבות שחוזרות על עצמן. זהו אכזבה שכזו, ונסו לחשוב על פתרון אלטרנטיבי או שינוי בגישה שיאפשרו לכם להתמודד עם האכזבה. במידת האפשר, נסו לבצע שינויים והתאמות בציפייה המסוימת כדי לצמצם את האכזבה הבאה. זיכרו שהכאב מביא איתו שינויים ועלינו לקבלם בחיינו.

חישבו על המחשבות השליליות העולות בכם בעת אכזבה או ציפייה לא ממומשת ונסו להחליף אותן במחשבות חיוביות ומעוררות השראה. נסו לראות כל אכזבה כהזדמנות ללמוד ולצמוח, ולהבין שלעיתים מהכאבים והאכזבות ניתן ליצור דברים חדשים וחיוביים שיכולים לשפר את החיים שלכם.

נסו למצוא מקורות שמחה, סיפוק ותמיכה בחייכם המתאימים לציפיות החדשות. תחביבים, פעילויות יצירתיות, מעגל חברתי תומך או תחושת השפעה חיובית שאתם יכולים ליצור בחיים של אחרים.
כל מה שיכול לתמוך בתהליך החדש ועוזר בנטישת ציפיות ישנות - עשוי להועיל.

כתבו את הנצחונות וההישגים שלכם מהתקופה האחרונה וחגגו אותם כראוי. כל דבר שגורם לכם להיות גאים בעצמכם - ראוי לציון, בייחוד הנצחונות על הכאב.
זיכרו, ללא שיפוטיות וביקורת עצמית. היו גאים בעצמכם!

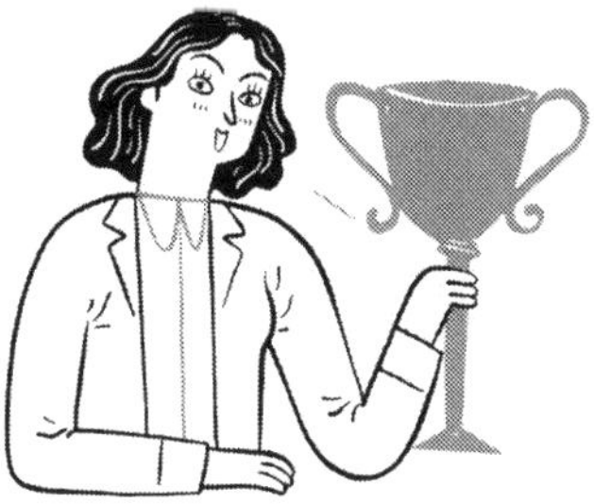

כתבו את הנצחונות וההישגים שלכם מהתקופה האחרונה וחגגו אותם כראוי. כל דבר שגורם לכם להיות גאים בעצמכם - ראוי לציון, בייחוד הנצחונות על הכאב.
זיכרו, ללא שיפוטיות וביקורת עצמית. היו גאים בעצמכם!

תמיכה זוגית, משפחתית וחברתית

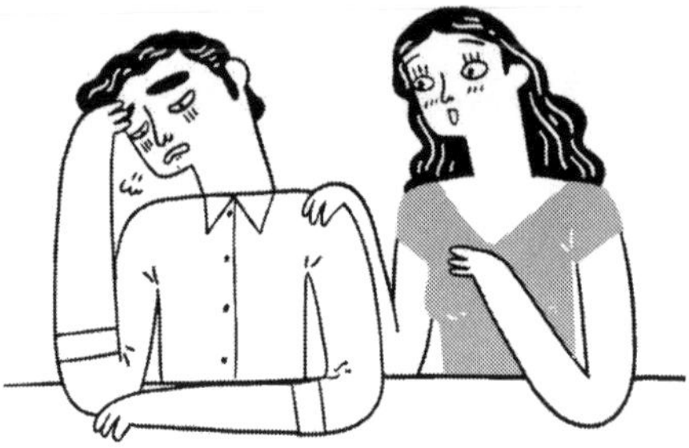

תמיכה היא דבר חשוב בכל שלב בחיים, אך היא קריטית במיוחד עבור אלו המתמודדים עם כאב כרוני.

תמיכה יכולה לעזור לנו להרגיש מחוברים לאחרים, ולהפחית את תחושת הבדידות.

היא יכולה גם לעזור לנו להרגיש מוערכים ורצויים.

תמיכה חברתית ורגשית יכולה לעזור לנו להתמודד עם רגשות שליליים, כגון כאב, תסכול וחרדה, לצד סיוע מעשי במשימות יומיומיות, כגון קניות, בישול וניקיון.

התרגולים בפרק יעזרו לנו לבנות ולהכיר את רשת התמיכה שלנו ולחשוב כיצד להעזר בה בצורה המיטיבה ביותר; תמיכה משפחתית, היכולה לתת לנו תמיכה רגשית, הקשבה ועידוד, תמיכה מבני הזוג שלנו, ביצירת סביבה בטוחה וקשובה לצרכינו, ותמיכה חברתית שתהיה זמינה עבורנו בשעת הצורך.

בנוסף, נלמד ונתרגל כיצד לתקשר ולשקף את הכאבים, הרגשות והמחשבות המציפים אותנו בשעת כאב, כדי לעזור לסובבים אותנו לעזור לנו.

חשוב לזכור שגם התומכים זקוקים לעתים לתמיכה עבור עצמם, שכן גם תמיכה, אוהבת ככל האפשר, עשויה להיות מאתגרת ולהעיב על יחסינו עם התומכים בנו. נלמד לפתח תקשורת בריאה וחיובית עם הקרובים אלינו, כדי לשמוע על הצרכים והרצונות שלהם, וזאת כדי לבנות יחדיו סביבה תומכת, חיובית ובריאה שתקל על ההתמודדות המשותפת עם הכאבים.

עבור כל אחד ברשת התמיכה שלכם - כתבו את שמו, תפקידו בחייכם (הורה, חבר, קולגה) וכיצד הוא מסייע לכם בחיים. אם ישנם דברים נוספים שהייתם רוצים מתומך מסוים, כתבו זאת, וספרו לו על כך בהזדמנות הראשונה שיש לכם.

הכינו לעצמכם דף הוראות למקרה של התלקחות כאב - לאיזה סוג של תמיכה אתם זקוקים ברגע כזה? כיצד היא באה לידי ביטוי (חיבוק, שיחה חברית, בילוי משותף)? עם מי כדאי ליצור קשר כדי לקבל את התמיכה הזו בשעת הצורך?

חישבו על פינוקים מיוחדים שיכולים לשדרג את התמיכה בכם ובכאבים. לעיתים, כיף והנאה הם בדיוק התמיכה שאנחנו זקוקים לה. למשל - יום בילוי משותף, טיול בטבע, פינוק מתוק ועוד. אל תשכחו להראות לאחרים את הרשימה, שידעו איך לפנק אתכם...
זיכרו - זה בסדר גם לפנק את עצמנו מדי פעם...

הכינו לעצמכם דף הוראות למקרה של התלקחות כאב - לאיזה סוג של תמיכה אתם זקוקים ברגע כזה? כיצד היא באה לידי ביטוי (חיבוק, שיחה חברית, בילוי משותף)? עם מי כדאי ליצור קשר כדי לקבל את התמיכה הזו בשעת הצורך?

חישבו על פינוקים מיוחדים שיכולים לשדרג את התמיכה בכם ובכאבים. לעיתים, כיף והנאה הם בדיוק התמיכה שאנחנו זקוקים לה. למשל - יום בילוי משותף, טיול בטבע, פינוק מתוק ועוד. אל תשכחו להראות לאחרים את הרשימה, שידעו איך לפנק אתכם...
זיכרו - זה בסדר גם לפנק את עצמנו מדי פעם...

'אף אחד לא מבין אותי ואת הכאב שלי'. נשמע מוכר? כיתבו את מה שהייתם רוצה להגיד למישהו קרוב כדי שיבין מה עובר עליכם וכיצד אפשר לעזור לכם ברגעי קשים. הציגו את מה שכתבתם לאנשים החשובים בחייכם.

הציעו רעיונות שיכולים לשפר את מערכת היחסים עם המשפחה או החברים בכל הנוגע לכאב, ולעזור להם להבין מה עובר עליכם, כרגע ובכלל. לדוגמה - לספר לילדים על המצב, לשתף באיזו שעה אתם יותר כאובים ופחות תקשורתיים וכיצד אפשר לעזור לכם בזמן כזה, לחשוב על פעילויות משותפות שתוכלו להשתתף בהם למרות הכאבים ועוד.

'אף אחד לא מבין אותי ואת הכאב שלי'. נשמע מוכר? כיתבו את מה שהייתם רוצה להגיד למישהו קרוב כדי שיבין מה עובר עליכם וכיצד אפשר לעזור לכם ברגעי קשים. הציגו את מה שכתבתם לאנשים החשובים בחייכם.

הציעו רעיונות שיכולים לשפר את מערכת היחסים עם המשפחה או החברים בכל הנוגע לכאב, ולעזור להם להבין מה עובר עליכם, כרגע ובכלל. לדוגמה - לספר לילדים על המצב, לשתף באיזו שעה אתם יותר כאובים ופחות תקשורתיים וכיצד אפשר לעזור לכם בזמן כזה, לחשוב על פעילויות משותפות שתוכלו להשתתף בהם למרות הכאבים ועוד.

תנו לבן או בת הזוג שלכם (או לתומך הכי קרוב שלכם) למלא את החלק הזה - כתבו כיצד הכאב משפיע על החיים **שלכם** ומהם הקשיים איתם אתם מתמודדים. מה הייתם רוצים שישתנה בהתמודדות המשותפת? מה כדאי לשמר? כיצד הייתם רוצים לקבל תמיכה, כי גם לכם מגיע?

נסו לחשוב, לבד או ביחד עם בן או בת הזוג (או התומך הכי קרוב) כיצד ניתן לשפר את המצב ולחזק את הקשר ואת ההתמודדות המשותפת. זכרו, גם התומכים שלנו זקוקים לחיזוק ולתמיכה לעיתים, שיסייעו ויחזקו אותם בבואם לתמוך ולעזור לנו.

תנו לבן או בת הזוג שלכם (או לתומך הכי קרוב שלכם) למלא את החלק הזה - כתבו כיצד הכאב משפיע על החיים **שלכם** ומהם הקשיים איתם אתם מתמודדים. מה הייתם רוצים שישתנה בהתמודדות המשותפת? מה כדאי לשמר? כיצד הייתם רוצים לקבל תמיכה, כי גם לכם מגיע?

נסו לחשוב, לבד או ביחד עם בן או בת הזוג (או התומך הכי קרוב) כיצד ניתן לשפר את המצב ולחזק את הקשר ואת ההתמודדות המשותפת. זכרו, גם התומכים שלנו זקוקים לחיזוק ולתמיכה לעיתים, שיסייעו ויחזקו אותם בבואם לתמוך ולעזור לנו.

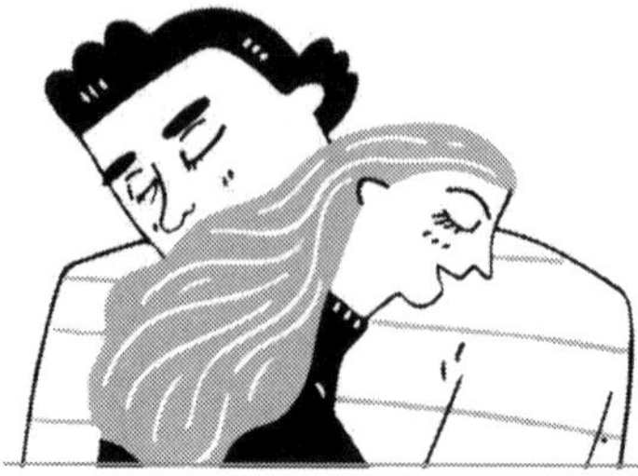

כתבו מכתב לתומך הקרוב אליכם. הודו להם על התמיכה, על העזרה, על האיכפתיות ועל הרצון הטוב. זכרו לכתוב את המכתב בעינים טובות ובלב אוהב, כאות תודה לתומכים שלנו.

כתבו מכתב לתומך הקרוב אליכם. הודו להם על התמיכה, על העזרה, על האיכפתיות ועל הרצון הטוב. זכרו לכתוב את המכתב בעינים טובות ובלב אוהב, כאות תודה לתומכים שלנו.

כתבו מכתב לתומך הקרוב אליכם. הודו להם על התמיכה, על העזרה, על האיכפתיות ועל הרצון הטוב. זכרו לכתוב את המכתב בעינים טובות ובלב אוהב, כאות תודה לתומכים שלנו.

לעיתים אנחנו לא מקבלים את התמיכה שהיינו מקווים לקבל ממישהו מסוים או בכלל, ואנו עלולים לחוש בדידות ועצב, שעשויים להשפיע ישירות על רמות הכאב.
כתבו על רגעים מיוחדים בחייכם בהם הרגשתם מאושרים, מרוצים ומחוברים לאנשים או לסביבה. רגעים אלו עשויים להעניק לכם ניצוצות של אופטימיות ולעזור לכם לזכור שיש לכם משאבים פנימיים וכוח להתמודד עם הבדידות.

חשבו על קבוצות בעלות עניין משותף בתחום שאתם עשויים להתחבר אליו - בישול, ציור, פיסול וכדומה. הצטרפות לקבוצה שכזו עשויה להיות הזדמנות להכיר אנשים חדשים ולקיים פעילויות חברתיות חדשות.

חשבו על קהילות חדשות או אירועים חברתיים (לדוגמת מסיבות, הרצאות ופעילויות קהילתיות) בהם תוכלו להכיר אנשים חדשים, לפתח קשרים מיטיבים ולהגדיל את מעגלי התמיכה שלכם. חשבו על דרכים להתמודד עם החשש והפחד העשויים לצוץ במפגשים חברתיים לא מוכרים. מה עשוי לעזור לכם בבואכם לפתח קשר אישי עם אדם חדש?

הציעו דרכים ליהנות מהזמן שלכם כאשר אתם לבד, כגון קריאת ספרים, צפייה בסרטים, לימוד נושא או מיומנות חדשים ועוד. הקפידו שהזמן שבו אתם לבד יהיה איכותי בעיניכם.

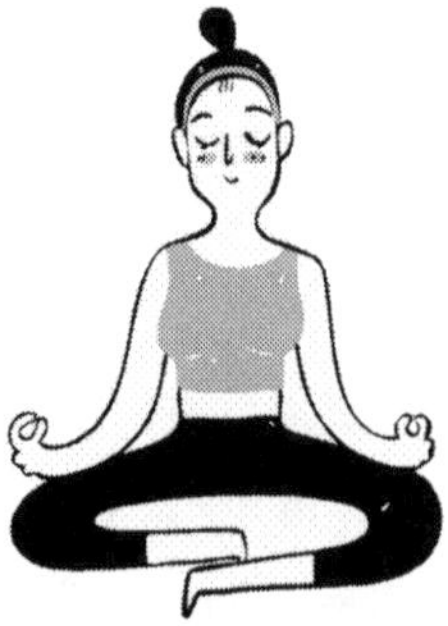

תרגילי נשימה והרפייה ומדיטציות

תרגילי נשימה ומדיטציות הם כלים חשובים בהתמודדות ומסייעים בהרפיית הגוף והנפש, קבלת הרגע הנוכחי והפחתת תחושות הכאב, הלחץ והחרדה.
ההרפייה מסייעת לשחרור מתחים בגוף וצמצום רמת הסטרס והלחץ, המובילים להקלה בתחושת הכאב. תרגילים אלה יכולים גם לעזור להפחית את רמת החרדה ולהרגיע את הנפש.

תרגולי המדיטציה מסייעים בקבלת הרגע הנוכחי כפי שהוא ובהבנה שהכל רגעי וחולף. הבאת תשומת לב לתודעה ולגוף תורמים להפחתת הכאב ולהסחת דעת חיובית מאתגרי היום. התרגולים מפנים את הקשב מהכאב וההתמודדות ועוזרים ביצירת חוויות חיוביות ומיטיבות, התבוננות עצמית חומלת ושחרור מתחים ולחצים.

חשוב לזכור שאין ׳נכון׳ ו׳לא נכון׳ במדיטציה. פשוט עשו מה שגורם לכם לתחושה טובה. אם המחשבות שלכם נודדות או שאתם נרדמים לרגע, הכל בסדר. פשוט החזירו את תשומת הלב בחזרה לתרגול ולגוף. אל תנסו להלחם במחשבות או ברגשות לא נעימים. תנו להם להופיע ופשוט המשיכו בתרגול.
ככל שנתרגל יותר, כך נדע מה בדיוק עוזר לנו במצבים שונים.

ברחבי הרשת ישנם תרגולים שונים על ידי מורים רבים. תוכלו למצוא בספר את התרגול או המדיטציה המתאימים לכם ולתרגל במקביל על ידי הקלטה מהרשת.

הרפיית שרירים

מתאים להתלקחות כאב ולרגעי סטרס ולחץ | 10-15 דקות

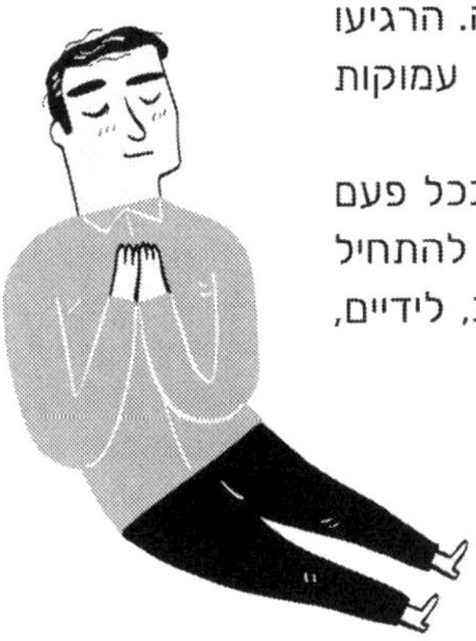

מצאו מקום שקט ושכבו או שבו בתנוחה נוחה. הרגיעו את הנשימה שלכם והתמקדו בנשימות עמוקות ורגועות.

תוך כדי שאיפות ונשיפות איטיות, התמקדו בכל פעם באזור אחר בגוף והרפו את השרירים. אפשר להתחיל בכפות הרגליים, ולעלות בהדרגה לאגן והגב, לידיים, הכתפיים והראש.

בכל אזור, נסו להתרכז גם בשרירים הקטנים, כמו הבהונות, הלסת ואפילו העיניים. הרגישו את השרירים משתחררים ונרפים, ואת הגוף ממש 'נמס' לתוך המשטח עליו אתם שוכבים או יושבים.

מרחב נשימה ב-3 צעדים

מתאים לבוקר כואב ולפתיחת יום או אחרי התקף כאב | 10 דקות

בשלב הראשון נכנס למצב של מודעות; שבו על כיסא או על הרצפה בתנוחה נוחה. נסו לשים לב לחוויה הפנימית ולשאול את עצמכם: מה קורה לי עכשיו? אילו מחשבות חולפות לי בראש ברגע זה? אילו רגשות עולים בי עכשיו? תוכלו לסרוק את הגוף ולסמן לעצמכם אילו תחושות גופניות אתם חשים עכשיו.

המיקוד הוא ב"כאן ועכשיו", במתרחש ברגע הנוכחי. הרעיון הוא להאט את הקצב, להשתהות, ולהשתחרר מהתגובתיות של "הטייס האוטומטי".

בשלב הבא נמקד את הקשב; התמקדו בנשימה. שימו לב לתחושות בגוף המתלוות לנשימה שבאה מאליה – אופן כניסת האוויר דרך האף בשאיפה, ואופן יציאתו בנשיפה. שימו לב לבטן המתמלאת באוויר כשאתם שואפים ואחר כך מתרוקנת כשאתם נושפים את האוויר. אם מחשבותיכם נודדות למקומות אחרים, החזירו אותן בעדינות אל הנשימה.

הנשימה היא עוגן למה שקורה כאן ועכשיו.

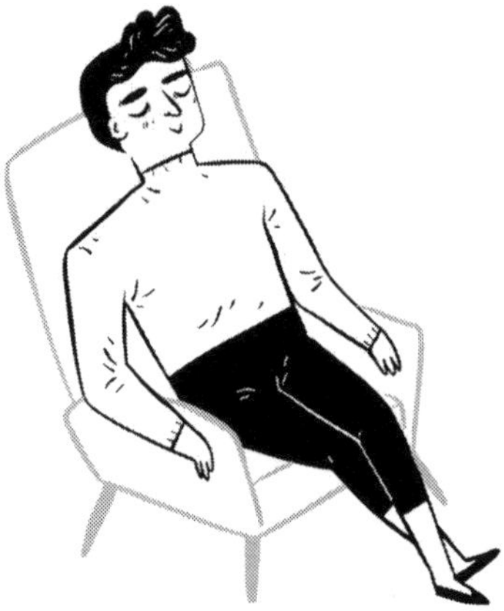

השלב השלישי עוסק בהרחבת המודעות. תוכלו להרחיב את טווח המודעות מעבר לנשימה. בנוסף להתמקדות בתחושות הגופניות שמלוות את הנשימה, שימו לב לתחושות הגוף כולו: תנוחת הגוף, הבעות הפנים, תחושה של אי-נוחות, מתח, וכאב בגוף. תוכלו להתמקד במקום אחד כואב; קחו שאיפה אל תוך הכאב, ונשפו ממנו החוצה. שחררו את הכאב החוצה ועברו לחקור מקום כואב אחר.

תוכלו לומר לעצמכם שזה המצב כרגע, ואנחנו מקבלים אותו כמו שהוא ומודעים אליו. השתדלו להביא את הנוכחות ואת המודעות הזו להמשך היום, מעבר לתרגול.

אם עולות בכם מחשבות כגון "זה לא עוזר", "אני לא עושה את זה כמו שצריך", שימו לב אליהן, כמו אל שאר המחשבות השליליות, וקבלו אותו כפי שהן.

זוהי הזדמנות להיות כאן ועכשיו עם מה שיש.

סריקת גוף

לקראת שינה או במקרה של התקף כאב או מתח | 15-20 דקות

התרגול מתבסס על הקשבה לכל מה שקורה בגוף. בעזרת סריקת הגוף שלנו אנו מגבירים את הקשב שלנו למה שמתרחש בתוכנו.

במהלך התרגול חשוב לשים לב להבדל בין מחשבה לתחושה בגוף. מחשבה היא כמו לראות או לשמוע משהו. תחושה היא חוויה מוחשית כמו חום בכף היד, קור בגב, כאב, עקצוץ, רכות.

שימו לב מתי אתם חושבים על הגוף ומתי אתם חשים בו.

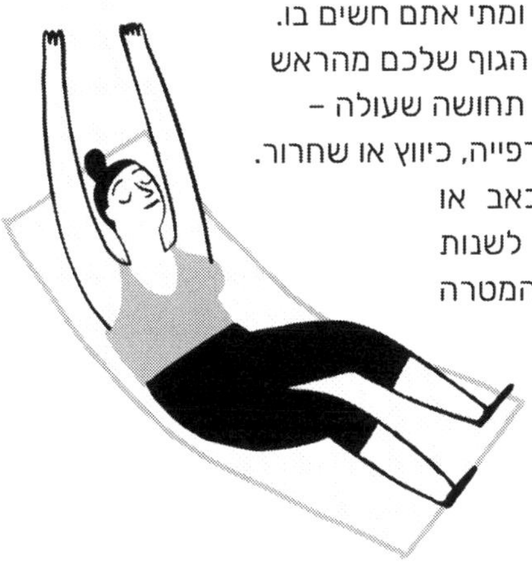

בשכיבה או בישיבה נוחה, סרקו את הגוף שלכם מהראש ועד אצבעות הרגליים, שימו לב לכל תחושה שעולה – בין אם כאב, תחושת נוחות, לחץ, הרפייה, כיווץ או שחרור.

אם אתם נתקלים באזורים של כאב או מתח, אל תשפטו אותם ואל תנסו לשנות אותם; פשוט הכירו בנוכחותם. המטרה היא לא להשתיק את התחושות והמחשבות אלא לשים להן לב ולהמשיך בסריקת הגוף.

המשיכו להעביר את תשומת הלב שלכם במורד הגוף , קחו את הזמן שלכם עם כל אזור.

חקרו את המצח, הפנים, הצוואר, הכתפיים, הזרועות, החזה וכן הלאה, כל הדרך עד הבהונות. הישארו נוכחים ברגע, התבוננו ושחררו כל תחושה גופנית תוך כדי תנועה. חזרו על סריקת הגוף פעם שנייה ושימו לב לכל מקום שהיה קודם מכווץ או לחוץ ועכשיו מרגיש נינוח.

ככל שנתרגל יותר את התרגיל הזה, נהפוך מיומנים יותר בזיהוי והפגת הכאב והמתח שבגופנו, מה שיכול לתרום משמעותית לניהול הכאב ולתחושת נינוחות ושלווה.

נשימה מודעת

לזמן התקף כאב או לחץ, בוקר קשוח וכואב או
חזרה לריכוז אחרי התקף | 5-15 דקות

שבו בתנוחה נוחה כשהגב זקוף. אפשר להסתייע בתמיכה של כרית ומשענת.

עיצמו עיניים והתחילו בהבאת תשומת הלב לכל הגוף לכמה דקות. תוכלו להתחיל בהבאת תשומת הלב לנשימה באזור הבטן. הרגישו את התנועה העדינה והטבעית של הבטן שעולה ומתרחבת עם השאיפה וכיצד היא יורדת חזרה ומתכנסת עם הנשיפה. אם תרצו, אפשר גם להניח את הידיים על הבטן התחתונה. הביטו בנשימה בלי לשנות או להתערב בה. היו עם הנשימה לכל אורכה כאילו הייתם רוכבים על גל מתחילת השאיפה ועד סוף הנשיפה.

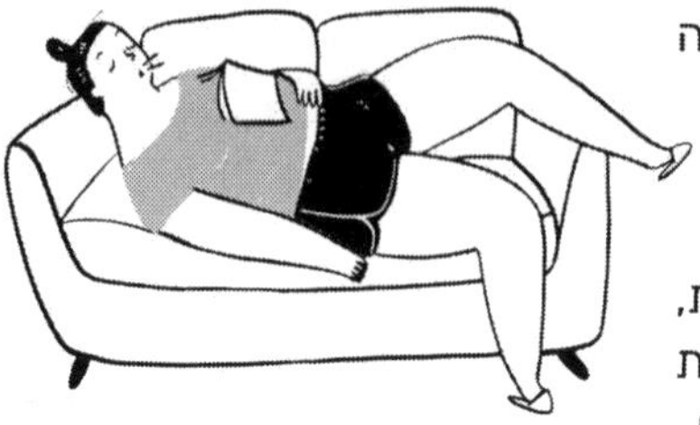

בכל פעם שתשומת הלב שלכם נודדת, נסו לשים לב לסיבה - מה לקח את תשומת הלב? האם זה הכאב? מחשבה מטרידה? תחושת מתח בגוף?

בכל פעם שהמחשבה נודדת, החזירו בעדינות ובנחישות את תשומת הלב לנשימה באזור הבטן.

המנעו משיפוטיות והביאו סבלנות ונדיבות לתרגול. שוב ושוב המחשבה תנדוד, ושוב ושוב נתבונן בכך ונחזור להיות עם הנשימה כפי שהיא ברגע הזה.

דימיון מודרך

מסייע ללכת לישון עם כאבים או בזמן התקף כאב | 20-30 דקות

דימיון מודרך הוא טכניקה שיכולה לעזור לנו להירגע, להפחית לחץ וחרדה ועשויה להיות דרך יעילה להסיח את דעתנו מהכאב ולסייע לנו להירדם. כדי לתרגל דימיון מודרך בצורה יעילה, חשוב להכין את הסביבה כך שתהיה נוחה, שקטה ומרגיעה.

בבואכם לבנות את הסיפור שיעזור לכם להרגע ולהרדם, בחרו מקום או סיטואציה שנעימים לכם וגורמים לכם להרגיש שלווה ושמחה, לדוגמת חוף הים, טיול בטבע, מקום רגוע בבית ואפילו מקום דימיוני מתוך סרט או אגדה.

לאחר שבחרתם את המקום, התמקדו במראות ובתחושות המקום. נסו להשתמש בכמה שיותר חושים כדי שהסיפור ירגיש אמיתי ככל האפשר. לדוגמה, אם אתם בחוף ים, תוכלו להתמקד בתחושת החום של השמש על עורכם, בריח המלח באוויר, בקול המרגיע של הגלים, בתחושת החול באצבעות הרגליים ועוד.

ככל שתתרגלו יותר, כך תוכלו להעמיק בסיפור, להעשיר אותו בדימויים ובתחושות, ולהעצים את תחושת השלווה והרוגע.

אם אתם נתקלים בקושי להכנס לתוך הסיפור או שאתם מרגישים שהסיפור שלכם אינו עשיר מספיק, נסו לכתוב לעצמכם תסריט לסיפור שכזה, קיראו אותו לפני השינה וכך תוכלו להתחבר אליו ביתר קלות.

להלן דוגמה לתסריט קצר עבור תרגול דימיון מודרך של טיול בטבע. תוכלו להעזר בתיאורים ובדימויים בתסריט שלכם.

אתם נמצאים ביער יפהפה. השמש שולחת את קרניה לכל עבר, מחממת את צמרות העצים, הציפורים מזמרות שיר של בוקר, והאוויר נקי ומלא ריחות פריחה. אתם יושבים על גזע עץ שנפל בין שלל פרחים, מוצלים תחת ענפיו הרחבים של העץ הסמוך, מתמסרים לשקט ולשלווה שמשרה עליכם היער.

אתם עוצמים את עיניכם, ממלאים את הריאות באוויר הנקי. אתם מתמקדים במנגינת של היער; הציפורים, הרוח השקטה, עלוות העלים המרשרשת. ריח הפרחים נישא באוויר וממלא את אפכם. אתם פוקחים את עיניכם, מביטים בפרפרים שמתעופפים סביבכם, עוברים מפרח לפרח, מחפשים את הארוחה הראה שלהם.

אתם נשכבים על הדשא הרך שלצידכם, מתבוננים בענפים הנעים ברוח, בעננני הנוצה השלווים ובשמיים התכולים. אתם חשים בתחושה של שחרור ושלווה בגופכם ומרגישים את הכאב והמתח עוזבים את גופכם ואתם מתמסרים לתחושה הרכה והנעימה ששוררת ביער. אתם מניחים לעיניים להעצם שוב, ולכם לשקוע בשינה רגועה ונעימה, לצלילי היער הקסום.

הליכה מודעת

מסייעת בהפחתת לחץ, קבלת הרגע, חיבור לעצמנו ולעולם | 10-20 דקות

מצאו מקום שקט ונוח (אפילו חדר יספיק) והתחילו לצעוד לאט לאט, בצעדים קטנים, עדיף ברגליים יחפות. אין צורך להגיע לשום מקום, מספיק להסתובב בחדר.

שימו לב לתחושות שעולות בכפות הרגליים בזמן ההליכה. איך מגע הרצפה מרגיש ומה קורה לנו בצעידה כאשר שיווי המשקל משתנה. במידה והמחשבות נודדות, נשים לב לזה, ובעדינות נחזיר את תשומת הלב שלנו לצעידה על הקרקע ולתחושה בכפות הרגליים.

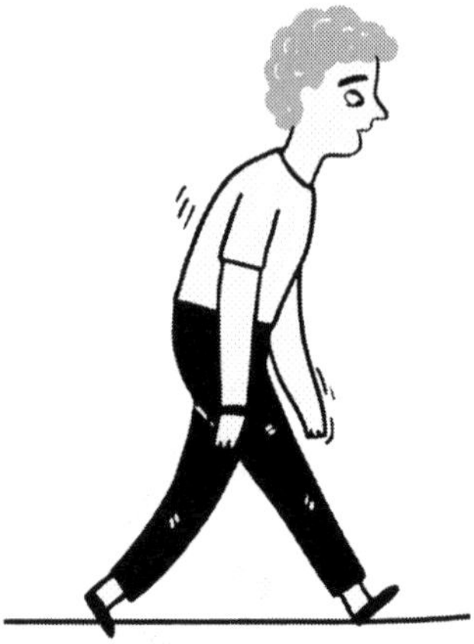

אפשר לשלב תרגול נשימות בזמן ההליכה, ובמידת האפשר, אפילו לעצום את העינים לכמה שניות.

אם אתם חשים כאב בזמן ההליכה, נסו למקד את תשומת הלב בחווית ההליכה; בצעדים, במגע, בצלילים ובריחות מסביב. הכאב יכול ללוות אותנו בהליכה, אך אם אתם מרגישים שהוא לוקח את הקשב ואת תשומת הלב באופן שמקשה עליכם להתרכז בחוויה ובתחושות, עשו הפסקה וחזרו לתרגל בזמן פחות כואב.

אכילה מודעת / תרגיל הצימוק

הסחת הדעת מהכאב, התמקדות ברגע | 10-20 דקות

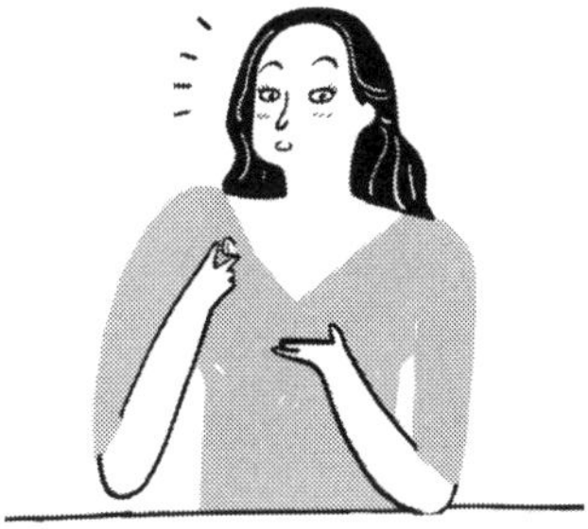

בחרו מאכל קטן שנוח להחזיק ביד (צימוק, שוקולד, אגוז, בייגלה).

התבוננו בו לפני האכילה, שימו לב לצורה, לריח, למרקם.

נסו להרגיש את הצימוק, את הטקסטורה שלו. האם הוא רך או קשה? כמה הוא כבד?

קרבו אותו לאף והריחו אותו. מה הריח מעורר בכם? מה קורה בפה בעקבות הריח?

הניחו את המאכל על השפתיים ושימו לב לתחושות בגוף - האם הפה מתעורר? מתמלא ברוק? האם אתם כבר מצליחים לחוש בטעם?

נגעו במאכל בעדינות עם הלשון והרגישו את הטעם.

האם הוא תואם לריח? מה הטעם מעורר בכם?

הכניסו את המאכל לפה ו'שחקו' איתו בחלל הפה. הרגישו אותו עם הלשון, חושו במרקם ובטעמים.

אחרי כמה שניות, לעסו ובלעו אותו. התרכזו בטעמים, בתחושות, במרקם, הרגישו אותו יורד בגרון ומשאיר טעם בפה ובלשון.

שימו לב לתחושות בכם, עכשיו, כשסיימתם לאכול. היכן תשומת הלב? מהן התחושות בגוף? האם המחשבות עדיין בחווית האכילה?

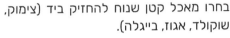

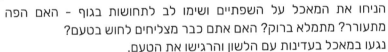

מדיטציית חמשת החושים

מתאים לפתיחת היום, לקבלת הרגע ולהפחתת מתח וכאב | 20-30 דקות

נסו להשתמש בכל חמשת החושים (או כמה שאפשר) כדי לתת הפסקה למוח ולנקות את הראש ממחשבות. בחרו פעולה מסוימת או פשוט שכבו או שבו בצורה נוחה, והפנו את תשומת הלב לחושים השונים.

ניקח לדוגמה פעולה שכולנו עושים כל יום כמו הליכה.

חוש הראייה - בעת ההליכה נשים לב למראות שבדרך. נתבונן בבתים, בעצים, באנשים וברכבים שחולפים על פנינו. כל זה בלי להיכנס למחשבות נוספות. אם נכנסה לנו מחשבה לראש, אולי משימה שיש לנו או משהו ששכחנו לעשות, פשוט נזהה את המחשבה ובעדינות נחזיר את תשומת לב חזרה אל ההתבוננות.

חוש השמיעה - נפנה את הקשב שלנו אל הקולות, הרעשים והצלילים סביבנו. ניתן לקולות להיכנס ולצאת מהראש שלנו. מכוניות נוסעות, אנשים מדברים. ציפורים וכלבים מהגינות. שוב, בכל פעם שמחשבה נכנסת, אנחנו לא נבהלים. ברגע שזיהינו שאנחנו שוב חושבים, אנחנו חוזרים להתמקד בקולות ובצלילים.

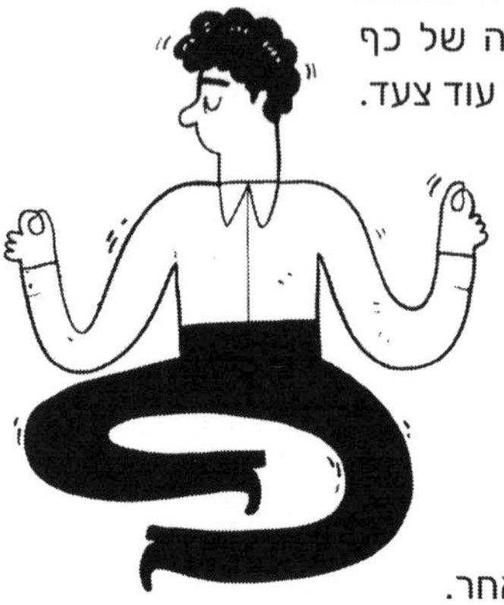

מגע - שימו לב למגע שבין כף הרגל למדרכה שאתם הולכים עליה. ממש להתרכז ולשים לב לתחושה של כף הרגל דוחפת את המדרכה מתחתיה כדי להתחיל עוד צעד. אפשר גם לשים לב לתחושה של הבגד על העור שלנו, אולי רצועה של תיק על הכתף, ואפילו לרוח המלטפת את הפנים שלנו בזמן ההליכה.

חוש הריח - בהליכה פשוטה ברחוב אנחנו יכולים להריח את ריח הקוראסונים הטריים מהמאפייה הקרובה. ריח של קפה מבתי הקפה. ריח הפרחים והעצים המפוזרים ברחובות. אולי אפילו ריחות פחות נעימים בזמן ההליכה. אם לא נעים לכם להריח, הפנו את הקשב לחוש אחר.

חוש הטעם - החוש הזה קצת פחות מסתדר עם הדוגמה שלנו. נסו את מדיטציית האכילה המודעת כדי לבחון כיצד תשומת לב לטעם יכולה לעזור גם כן בהפחתת המחשבות.

מדיטציית חמלה עצמית

בזמן ביקורת עצמית, שיפוטיות ורגשות אשם או בזמן התקף כאב | 10-20 דקות

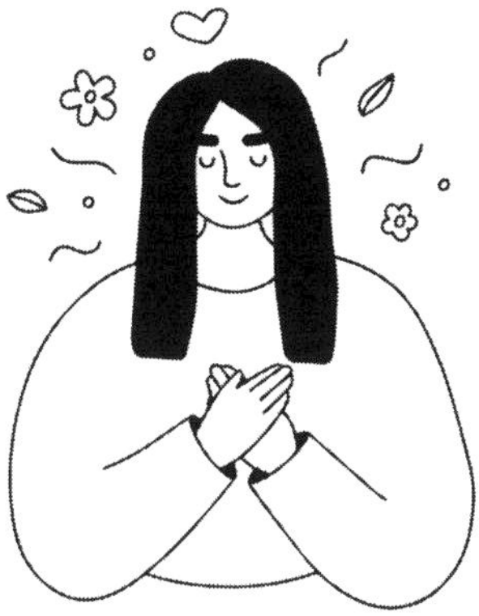

מצאו מקום שקט ונוח שבו תוכלו להירגע ללא הפרעות. סגרו את העיניים והתמקדו בנשימות שלכם. קחו מספר נשימות עמוקות ויציבות.
דמיינו שאתם יושבים מול מישהו שאתם מאוד אוהבים ומכבדים. הוא יכול להיות אדם אמיתי, או דמות דמיונית.
דמיינו את פני האדם הזה, את הבעת פניו, את גופו. דמיינו את הקול שלו, את המילים שהוא אומר לכם.
עכשיו, דמיינו שאתם אומרים לאדם הזה את הדברים הבאים:
'אני רואה שאתה סובל', 'אני מבין את הכאב שלך', 'אני כאן בשבילך', 'אני אוהב אותך'.
דמיינו את האדם הזה שומע ומקבל את המילים שלכם. הבחינו בפנים שלו נרגעים, את הגוף שלו משתחרר. את הלחץ משתחרר ממנו.
עכשיו, חשבו על עצמכם. דמיינו שאתם אותו אדם שאתם רואים מולכם.
הגידו לעצמכם את אותם הדברים שאתם אומרים לאדם האחר:
'אני רואה שאני סובל', 'אני מבין את הכאב שלי, 'אני כאן בשבילי', 'אני אוהב אותי'.
דמיינו את עצמכם מקבלים את המילים שלכם והרגישו כיצד אתם נרגעים והופכים שלווים יותר. חזרו על התרגיל כמה שתרצו.
בסיום, קחו כמה נשימות עמוקות ואיטיות ופקחו את העיניים.

תרגול קבוע של מדיטציית חמלה מסייע בפיתוח חמלה כלפי עצמנו ועוזר לנו להתמודד טוב יותר עם קשיים, רגשות אשם וביקורת עצמית.
בתרגול, אל תנסו להימנע מהכאב או לשנות אותו. פשוט אימרו לעצמכם 'אני מבין שאני סובל, אני מבין שיש לי כאב כרגע'. תוכלו גם לדמיין את עצמכם מקבלים חיבוק, מילה טובה או מעשה טוב.

מדיטציית RAIN

יעיל להתמודדות עם התקפי כאב או מתח ופיתוח קבלה וחמלה עצמית | 25-15 דקות

המילה RAIN היא ראשי תיבות של –
Recognize – לזהות - מה קורה ברגע זה? היכן כואב לנו? איפה אנחנו מרגישים מתח בגוף?
Accept – לקבל - נקבל את הכאב, המתח או הכעס, ונבין שזה בסדר לכאוב או לכעוס ושככה זה עכשיו.
Investigate – לחקור - נחקור את התחושות, הרגשות והמחשבות שאנחנו חשים כרגע.
Non-identification – אי הזדהות - קבלו את הרגע, את הכאב, המתח או הכעס כמו שהוא והבינו שככה זה עכשיו, ברגע הזה. המצב הנוכחי לא מגדיר אותנו ואת מי שאנחנו.

שבו במקום שקט ונוח, נשמו כמה נשימות עמוקות כדי להנכיח את התודעה שלכם.
הניחו יד אחת על הבטן ויד אחת על החזה ותנו לידיים לחוש את תנועת הנשימה בגוף.
זיהוי - זהו מהן המחשבות שמלוות אתכם עכשיו – רעיונות, דעות, אמונות, תסכולים, האשמות.
זהו מהם הרגשות שמלווים אתכם עכשיו ותנו להם שם – עצב, תסכול, עלבון, כעס, פחד. תוכלו גם להתרכז במקומות שהכי מכאיבים לכם כעת ולזהות אותם.
קבלה - הרשו לרגש או לכאב להיות מבלי להתנגד לו. גם אם הוא קשה, מתסכל או מייאש, השארו עם החוויה ותנו לרגשות ולתחושות להיות כמו שהן, בלי שיפוטיות, ביקורת או רצון לשנות. נסו לשהות בתשומת הלב הזו במשך כמה רגעים.
חקירה - חקרו את תחושות הגוף כפי שהם עכשיו, מקדו את כל תשומת הלב שלכם במה שקורה בתוככם. איפה בגוף ניתן לחוש את הכאב, המתח או הרגש? סרקו את הגוף מלמעלה עד למטה ובחנו את התחושות. השארו עם כל תחושה שהבחנתם בה במשך כמה רגעים.
אי-הזדהות - הציעו לעצמכם חמלה וחיבוק וקבלו את המחשבות, הרגשות והתחושות בגוף כמשהו שנוכח ברגע זה. הניחו בצד את הביקורת העצמית, השיפוטיות והייאוש, והבינו שהמצב הנוכחי אינו מגדיר אתכם ואינו קבוע. נקבל את הרגע כמו שהוא ונדע שהוא רגעי וחולף.

תרגול זה יעיל להתמודדות עם התקפי כאב או מתח, ומסייע בקבלת המצב כמו שהוא ובפיתוח חמלה עצמית.

טיול בטבע

מתאים לשחרור מתח ותסכול, קבלת הרגע, חיבור לעצמנו ולעולם | 20-60 דקות

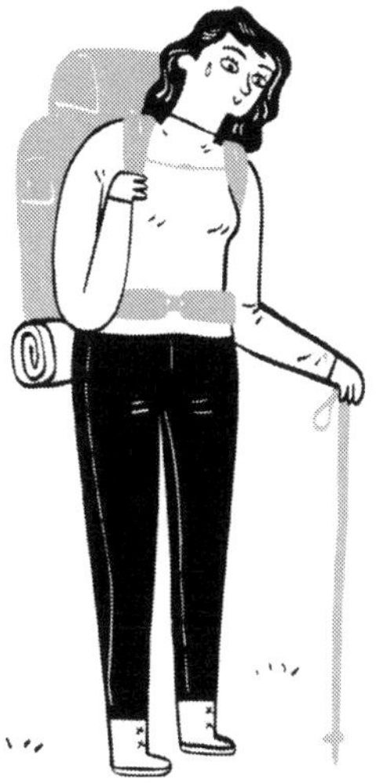

מחקרים רבים מראים כי יציאה לטבע יכולה להועיל לבריאות באופן כללי, ובפרט להתמודדות עם כאבים כרוניים.

חשיפה לנוף טבעי מסייעת בהפחתת לחץ דם, מפחיתה את רמות החרדה והמתח בגוף ומשפרת את מצב הרוח והרוגע הנפשי. בנוסף, ההליכה בטבע מספקת פעילות פיזית קלה ונעימה, מבלי לגרום ללחץ על הגוף.

החיבור והשהייה בטבע יכולים להרגיע את הנפש ולהביא לתחושות של שקט ורוגע, ולספק פסק זמן מהלחץ והמתחים בחיי היום-יום. אפשר להתייחס להליכה בטבע כמעין מדיטציה, בה אנחנו מתרכזים ברגע הנוכחי.

זו עשויה להיות הזדמנות לשחרר את המחשבות והעיסוק המעייף בכאב, ולהתרכז בעוצמה של הטבע; בנופים, בשקט, בבעלי החיים ובהרמוניה שמתרחשת סביבנו.

הפחתת רמות המתח והחרדה, פעילות גופנית מתונה והתמקדות בחוויה הנוכחית עשויים כולם לתרום להורדת רמת הכאב ולעזור בשחרור רגשות שליליים ולא מיטיבים.

זכרו להתחיל בטיולים קצרים וקלים כדי לא להעמיס על הכאבים. הגדילו את המרחק והזמן בהדרגה ובקשב לגוף. בחרו מקום נוח ונעים לטייל והצטיידו בבגדים נוחים.

האזנה לצלילים

מתאים לבוקר כואב, התקף כאב ומתח ועזרה בשינה עם כאבים | 15-20 דקות

בזמן ישיבה או שכיבה נוחה, העבירו את תשומת הלב לצלילים שסביבכם. אין צורך לחפש צלילים או להקשיב לצליל מסוים. נסו לשים לב לכל הצלילים - קרובים, רחוקים, מלפנים, מאחור או בצדדים. שימו לב לצלילים שחוזרים על עצמם, ולשקט שביניהם.
התייחסו למחשבות שלכם כמו לצלילים - הקשיבו, התבוננו ותנו להם לחלוף כמו שהגיעו. אין צורך לקרוא להן או לגרש אותן. רק לתת להן להיות וללכת.

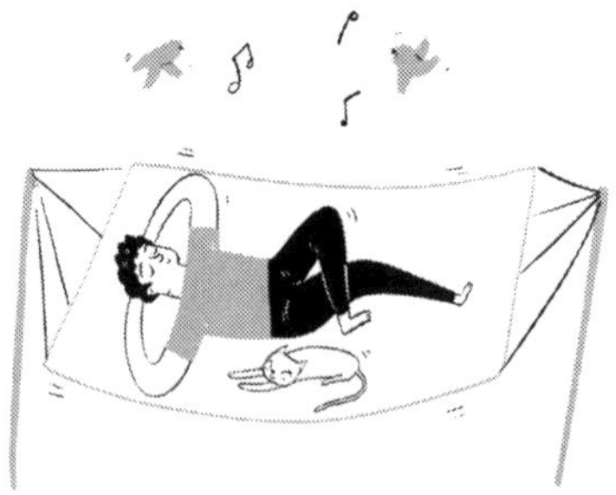

באופן דומה, נוכל להאזין בצורה מודעת למוסיקה שאנחנו אוהבים או שמרגיעה אותנו.
שבו או שכבו במקום נוח, ובחרו מוסיקה שעושה לכם מצב רוח טוב או גורמת לכם לתחושת רוגע ונינוחות ואף מעוררת השראה.
הפנו את כל תשומת הלב למוסיקה שבחרתם; הקשיבו למילים ולמשמעות שלהם, האזינו לכלים השונים, לקצב ולחיבור בין כולם ביחד. אם אתם מרגישים שתשומת הלב שלכם נודדת למחשבות או לכאב, החזירו את הקשב בחזרה לצלילים ולמלודיה. תוכלו גם להעזר במוסיקה מרגיעה כדי להרדם על אף הכאבים.

תרגול פתיחת הלב

שליחת טוב לב לעצמנו ולאחרים, מתאים גם לפתיחת היום | 10-15 דקות

שבו בתנוחה נינוחה. כמיטב יכולתכם, הניחו לתודעתכם לשקוט, כשאתם מניחים בצד תכניות וטרדות. עכשיו התחילו לקרוא בלב את המשפטים הבאים, כשהם מכוונים כלפי עצמכם. התרגול מתחיל עם אהבה כלפי עצמנו מכיוון שבלעדיה, כמעט בלתי אפשרי לאהוב אחרים: 'שאתמלא טוב-לב אוהב', שנהיה בריאים ונדע לקבל ולהתמודד עם הכאב', שנהיה נינוחים ושלווים', 'שנהיה מאושרים'.

כשאתם חוזרים על המשפטים, דמיינו את עצמכם כילדים צעירים ונאהבים, או הרגישו את עצמכם כפי שאתם עכשיו, מוחזקים בתוך הלב של טוב-לב אוהב. תנו לרגשות להתעורר יחד עם המילים. שנו את המילים או את הדימויים עד שתמצאו את המשפטים המדויקים אשר פותחים בצורה הטובה ביותר את טוב-הלב שלכם. חִזרו על המשפטים שוב ושוב, והניחו לרגשות לחדור בכל גופכם ותודעתכם.

תרגלו מדיטציה זאת שוב ושוב במשך מספר שבועות עד שתחושת טוב-הלב האוהב כלפי עצמכם תצמח.

כשתרגישו מוכנים לכך, תוכלו להרחיב בהדרגתיות את מוקד טוב-הלב האוהב שלכם כך שיכלול אחרים. אחרי עצמכם, בחרו במיטיב או במיטיבה, מישהו בחייכם שדואג לכם. דמיינו אותם ובתשומת לב חזרו על אותם משפטים; שהם יתמלאו בטוב-לב אוהב, שמחה, אושר ועוד. אחרי שהתפתח טוב-לב אוהב כלפי המיטיב שלכם, התחילו לכלול במדיטציה אנשים אחרים שאתם אוהבים, ראו אותם בדמיונכם וחזרו על אותם משפטים, כדי לעורר תחושת טוב-לב אוהב כלפיהם.

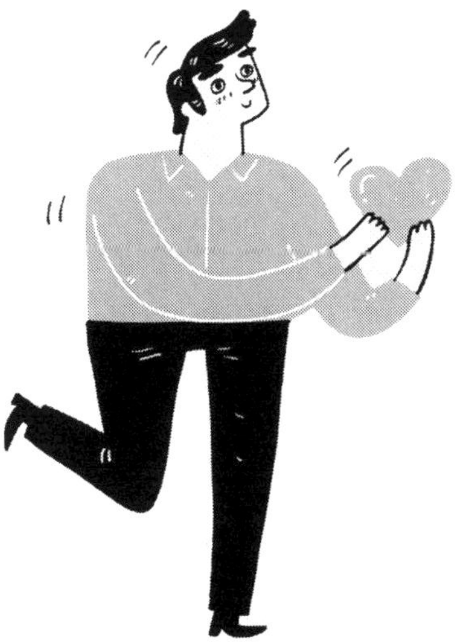

אחרי כן תוכלו להוסיף אחרים בהדרגה: חברים וחברות, חברות וחברים בקהילה, שכנים ושכנות, בעלי חיים, כל כדור הארץ וכל היצורים. אחר כך תוכלו גם לנסות ולכלול את האנשים הקשים ביותר בחייכם, ולאחל גם להם שיתמלאו בטוב-לב אוהב ובשלווה.

באמצעות התמדה בתרגול עשויה להתפתח תחושה קבועה של טוב-לב אוהב.

פעילויות מרגיעות ומסיחות דעת

לעתים, כל מה שנוכל לעשות ברגע מסוים הוא פשוט לתת למוח לקחת הפסקה ולהתמקד בדברים אחרים מלבד הכאב.

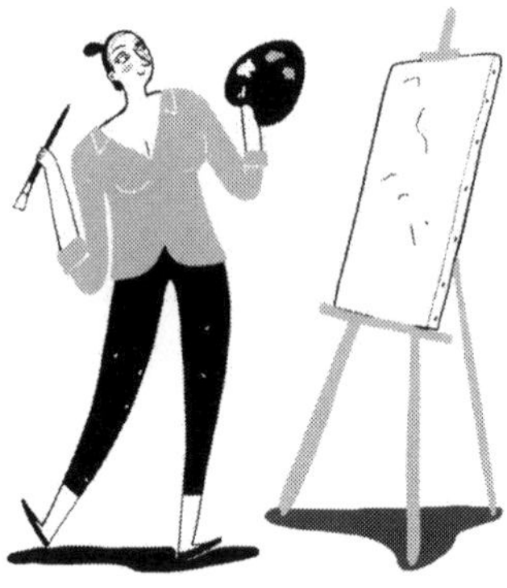

מגוון תרגילים, מכתיבה ושרבוט, ועד תרגילי ציור וצביעה יעזרו לנו ליצור רגעי הסחה מהכאב והמתח, ולהפנות את תשומת הלב מההתמודדות היומיומית לחוויות יצירתיות, מרגיעות ומיטיבות.

כל מה שצריך הוא פשוט לשקוע לתוך התרגיל או היצירה, לתת מנוחה למחשבות ולשכוח מהכאב כמה שניתן.

תהנו :)

כתיבה חופשית - כתבו כל מה שעולה לכם לראש. אין צורך לסנן או לערוך, פשוט הוציאו את כל המחשבות שרצות לכם בראש.

דף שירבוטים

שרבטו, ציירו, קשקשו, כתבו, מחקו. תנו ליד לרקוד עם העפרון בחופשיות על הדף.

ציירו וקשקשו, קווים, צורות, צבעים. בלי לחשוב. רק מלאו את הדף.

ציירו וקשקשו, קווים, צורות, צבעים. בלי לחשוב. רק מלאו את הדף.

ציירו וקשקשו, קווים, צורות, צבעים. בלי לחשוב. רק מלאו את הדף.

צורות אבסטרקטיות

ציירו צורה אבסטרקטית, מלאו אותה בקווים, צורות, טקסטורות, צבעים ועוד.

צורות אבסטרקטיות

ציירו צורה אבסטרקטית, מלאו אותה בקווים, צורות, טקסטורות, צבעים ועוד.

צורות אבסטרקטיות

ציירו צורה אבסטרקטית, מלאו אותה בקווים, צורות, טקסטורות, צבעים ועוד.

ציור במשבצות

השתמשו במשבצות בדף בשביל לצייר בניינים, חלונות, דלתות וכל דבר מרובע.

ציור במשבצות

השתמשו במשבצות בדף בשביל לצייר בניינים, חלונות, דלתות וכל דבר מרובע.

מלאו את הדף בעיגולים בכל מיני גדלים.

מלאו את הדף בעיגולים בכל מיני גדלים.

ציירו פרחים לכל העציצים שבעמוד.

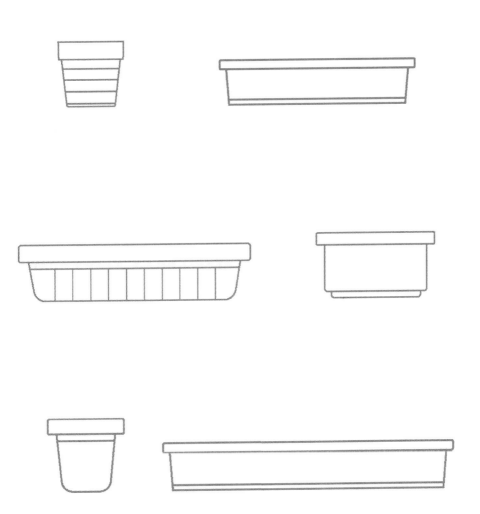

ציירו פרחים לכל העציצים שבעמוד.

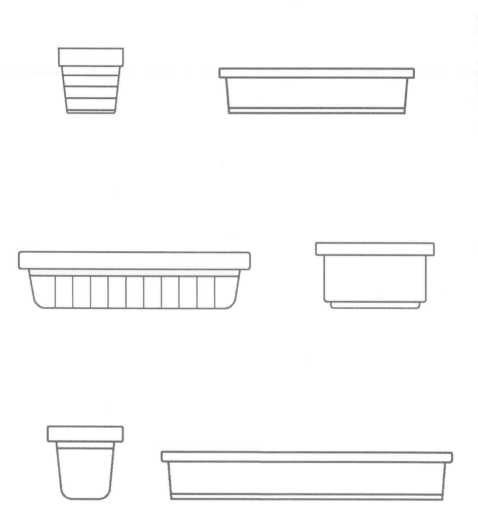

ציירו את מה שמסביבכם

ציירו את מה שמולכם כרגע. בלי מחשבות, בלי תכנונים ובלי ביקורת עצמית. אם בא לכם, צאו לטיול בטבע לפני כן, הנוף שם תמיד מרגיע...

ציירו את מה שמסביבכם

ציירו את מה שמולכם כרגע. בלי מחשבות, בלי תכנונים ובלי ביקורת עצמית.
אם בא לכם, צאו לטיול בטבע לפני כן, הנוף שם תמיד מרגיע...

ציירו את מה שמסביבכם

ציירו את מה שמולכם כרגע. בלי מחשבות, בלי תכנונים ובלי ביקורת עצמית.
אם בא לכם, צאו לטיול בטבע לפני כן, הנוף שם תמיד מרגיע...

ציירו לכם חברים

ציירו לכם חבר או חברה. פנקו אותו בפנים מצחיקים, בגדים מעניינים או חפצים מוזרים מסביבו. שם ומקצוע יעזרו גם כן. ואולי גם להם כואב משהו...

ציירו לכם חברים

ציירו לכם חבר או חברה. פנקו אותו בפנים מצחיקים, בגדים מעניינים או חפצים מוזרים מסביבו. שם ומקצוע יעזרו גם כן. ואולי גם להם כואב משהו...

ציירו לכם חברים

ציירו לכם חבר או חברה. פנקו אותו בפנים מצחיקים, בגדים מעניינים או חפצים מוזרים מסביבו. שם ומקצוע יעזרו גם כן. ואולי גם להם כואב משהו...

ציירו לכם חברים

ציירו לכם חבר או חברה. פנקו אותו בפנים מצחיקים, בגדים מעניינים או חפצים מוזרים מסביבו. שם ומקצוע יעזרו גם כן. ואולי גם להם כואב משהו...

ציירו לכם חברים

ציירו לכם חבר או חברה. פנקו אותו בפנים מצחיקים, בגדים מעניינים או חפצים מוזרים מסביבו. שם ומקצוע יעזרו גם כן. ואולי גם להם כואב משהו...

ציירו לכם חברים

ציירו לכם חבר או חברה. פנקו אותו בפנים מצחיקים, בגדים מעניינים או חפצים מוזרים מסביבו. שם ומקצוע יעזרו גם כן. ואולי גם להם כואב משהו...

ציירו לכם חברים

ציירו לכם חבר או חברה. פנקו אותו בפנים מצחיקים, בגדים מעניינים או חפצים מוזרים מסביבו. שם ומקצוע יעזרו גם כן. ואולי גם להם כואב משהו...

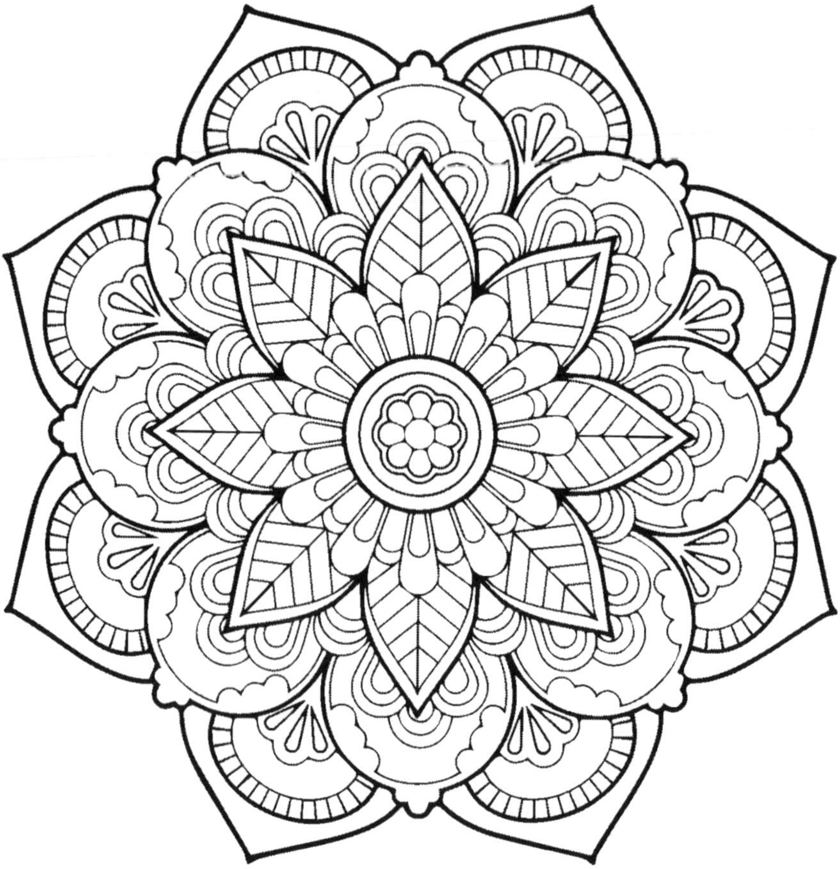

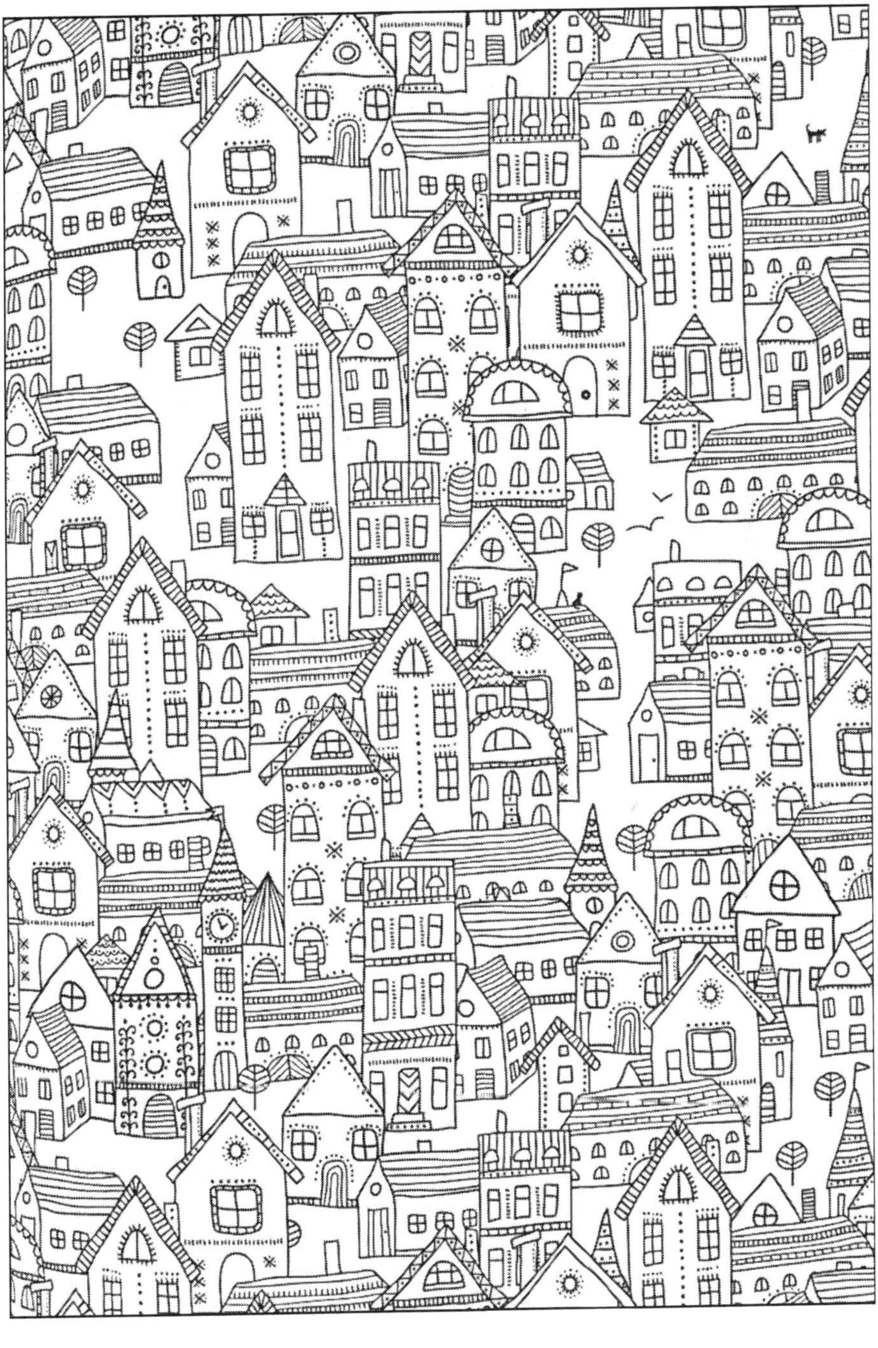

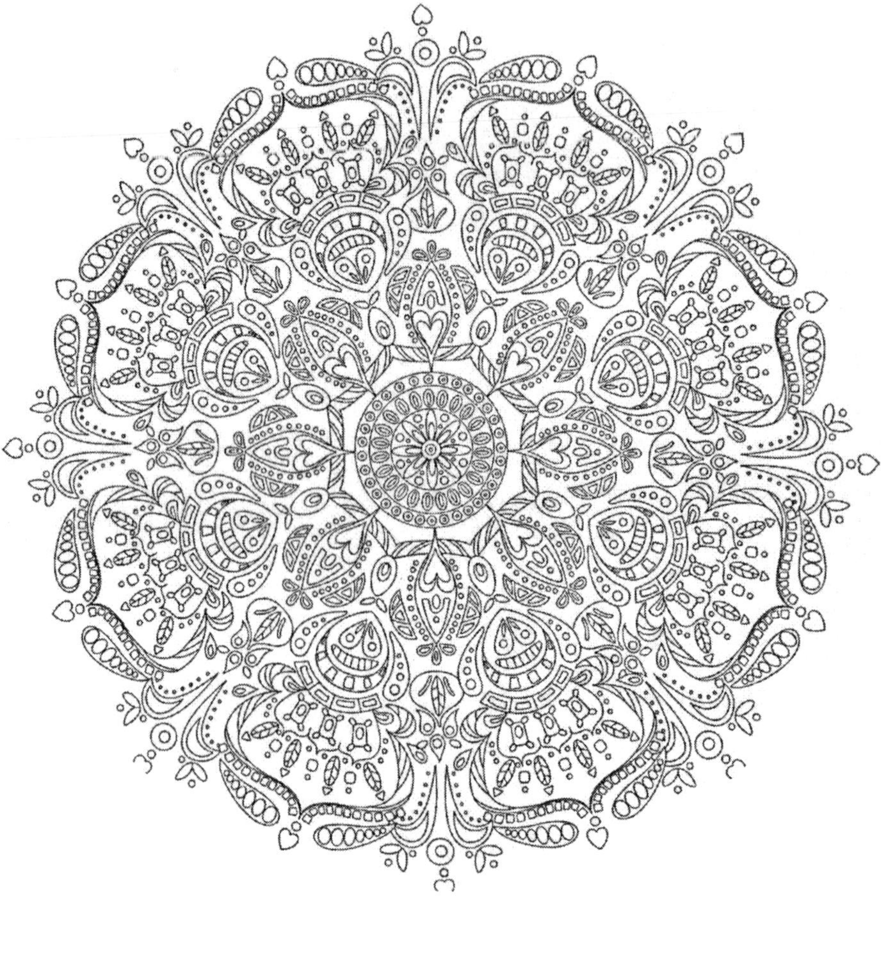

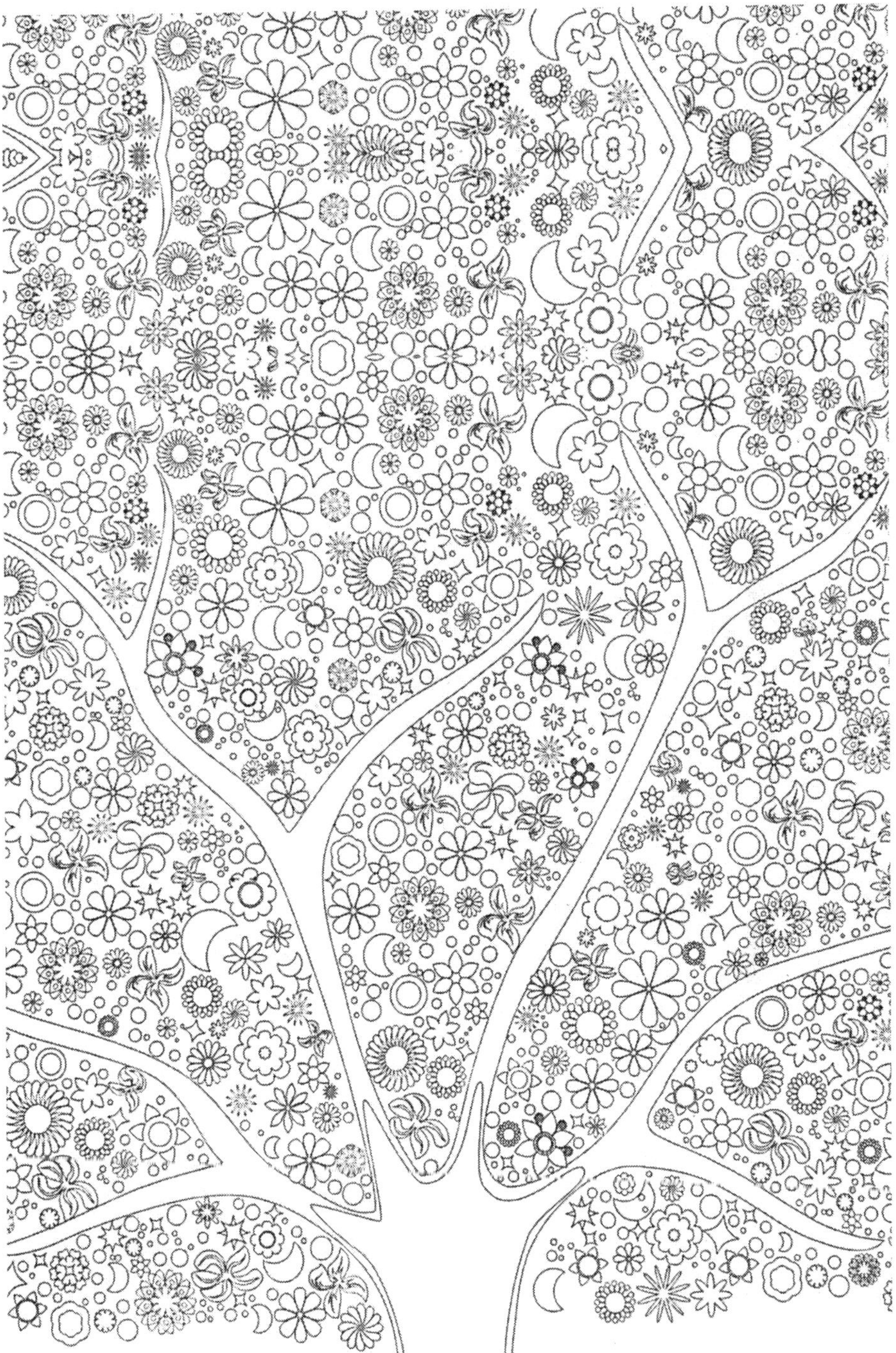

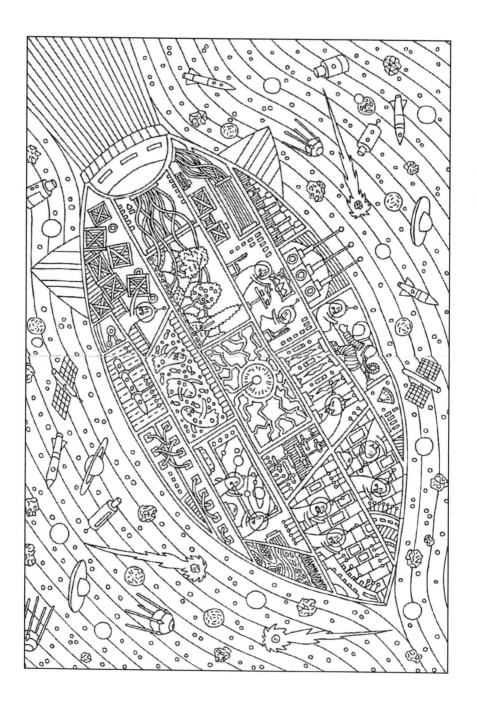

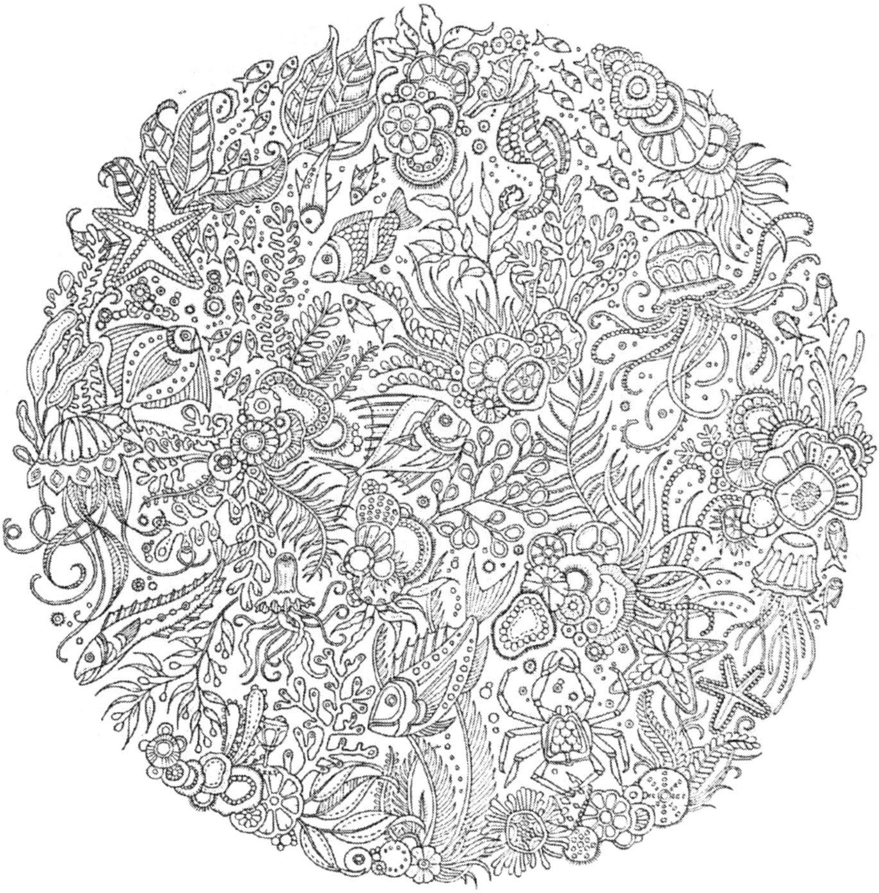

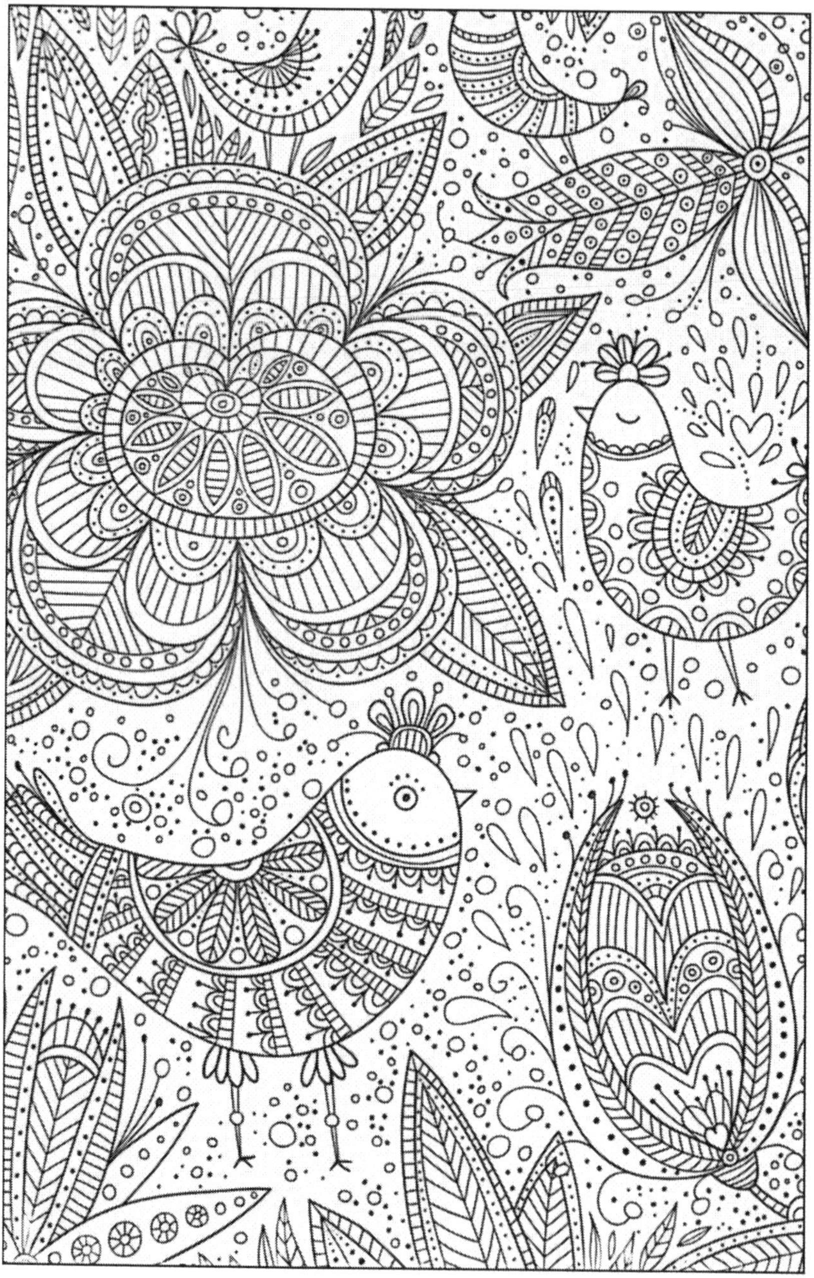

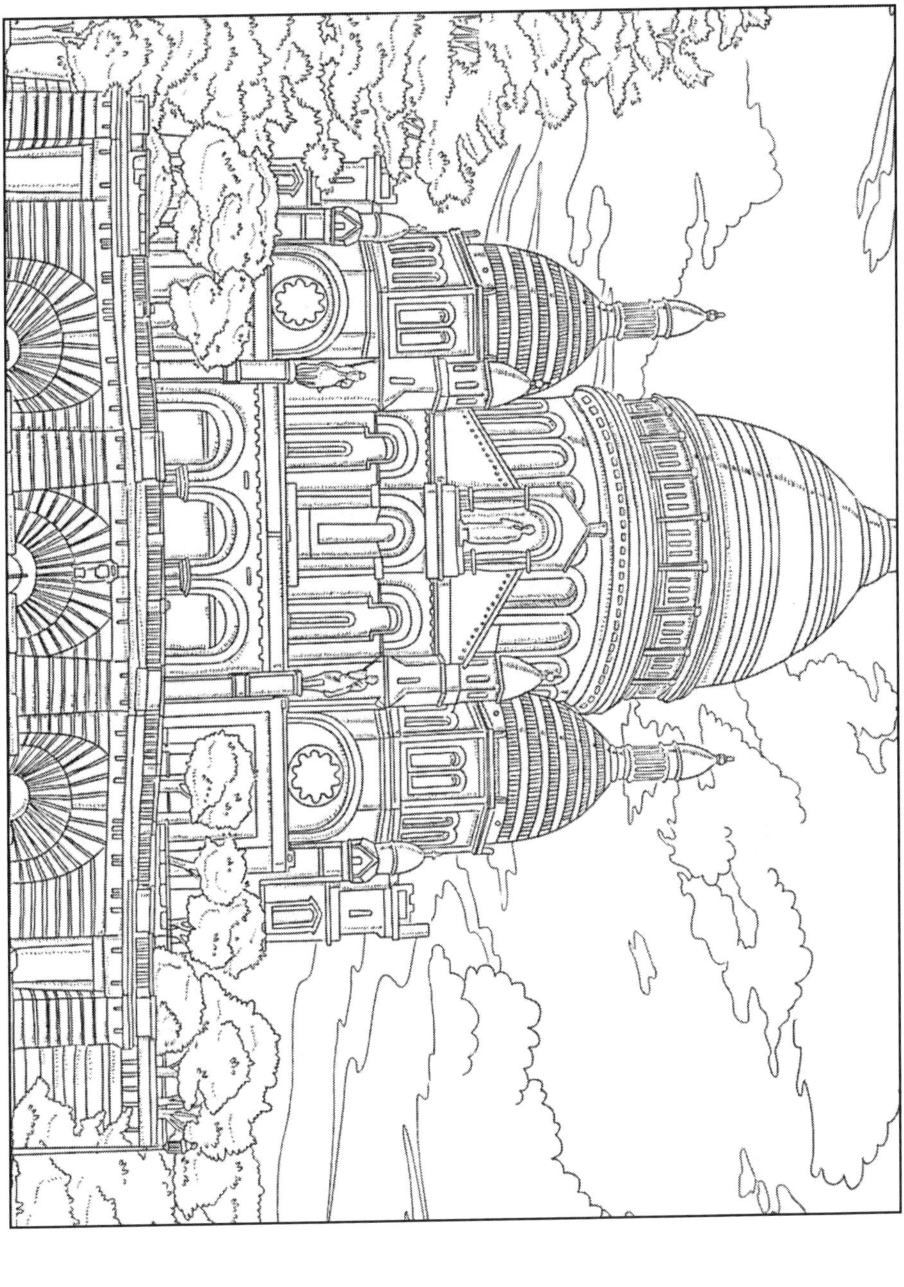

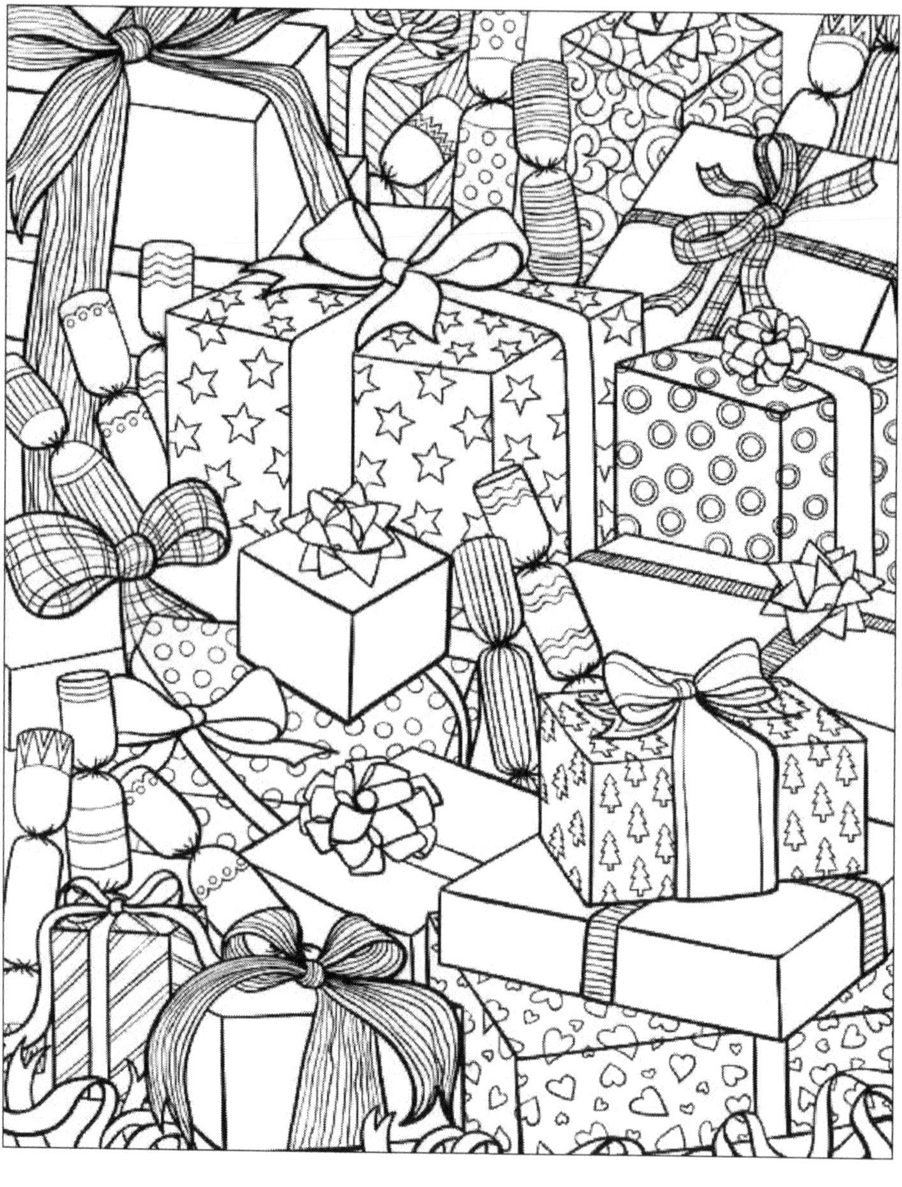

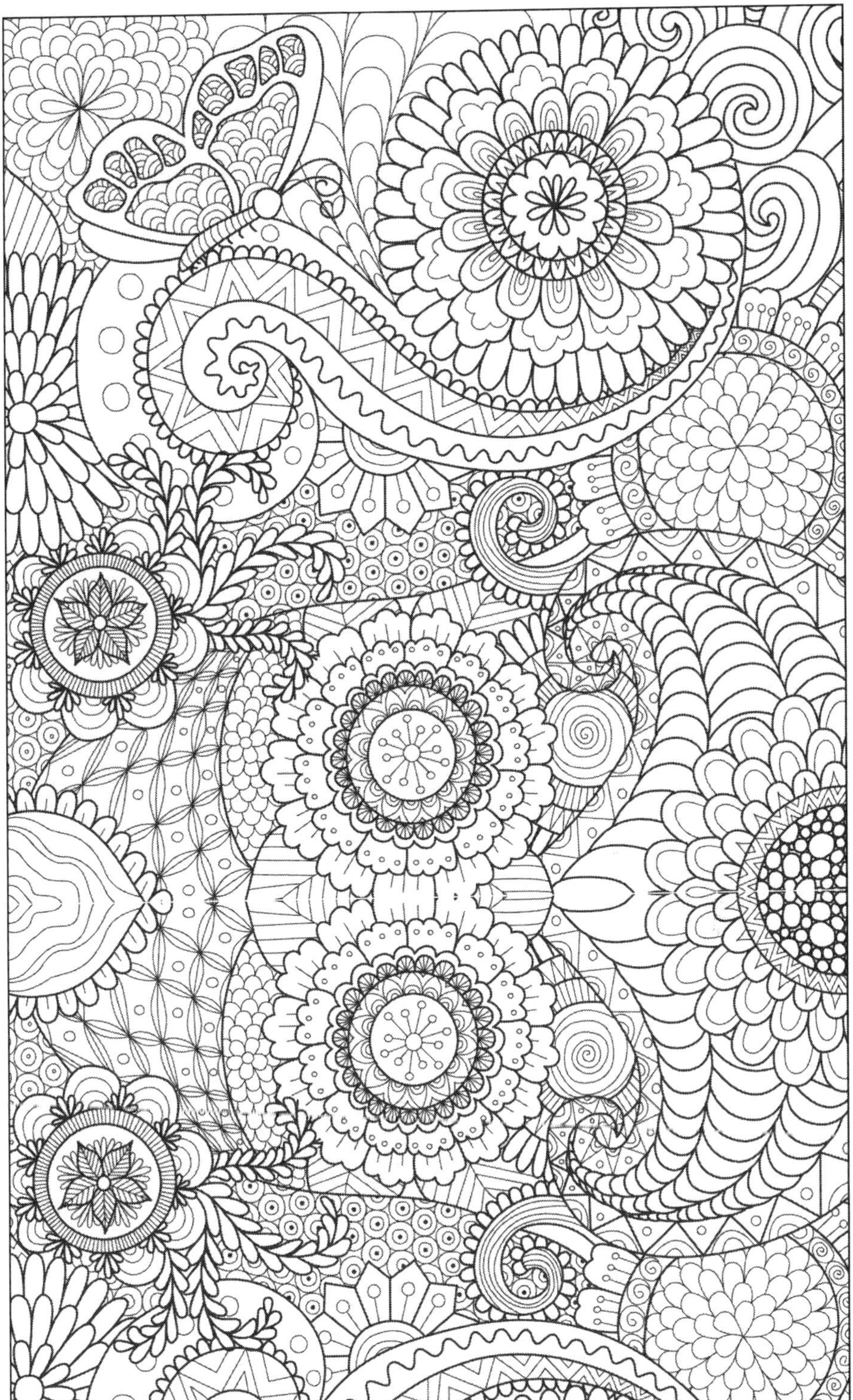

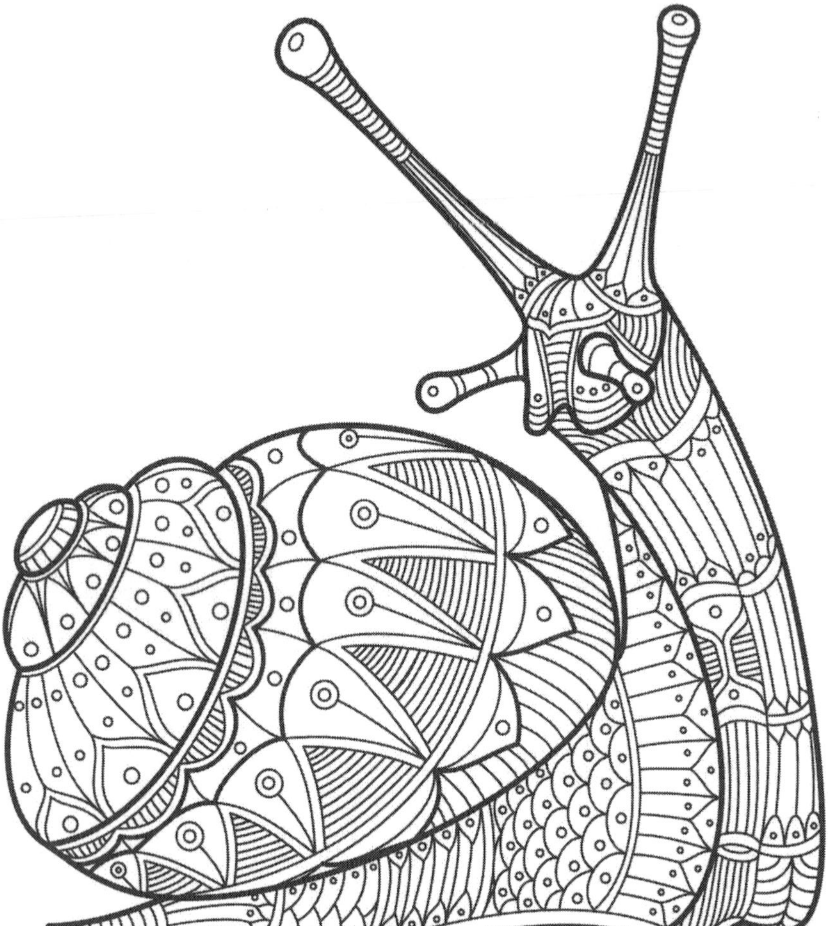

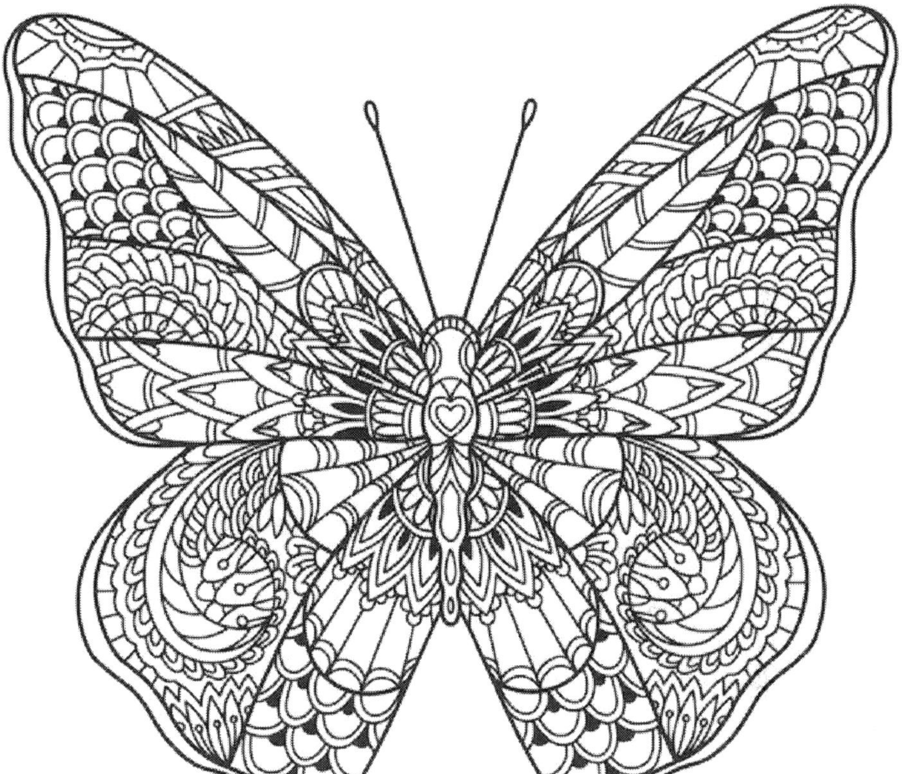

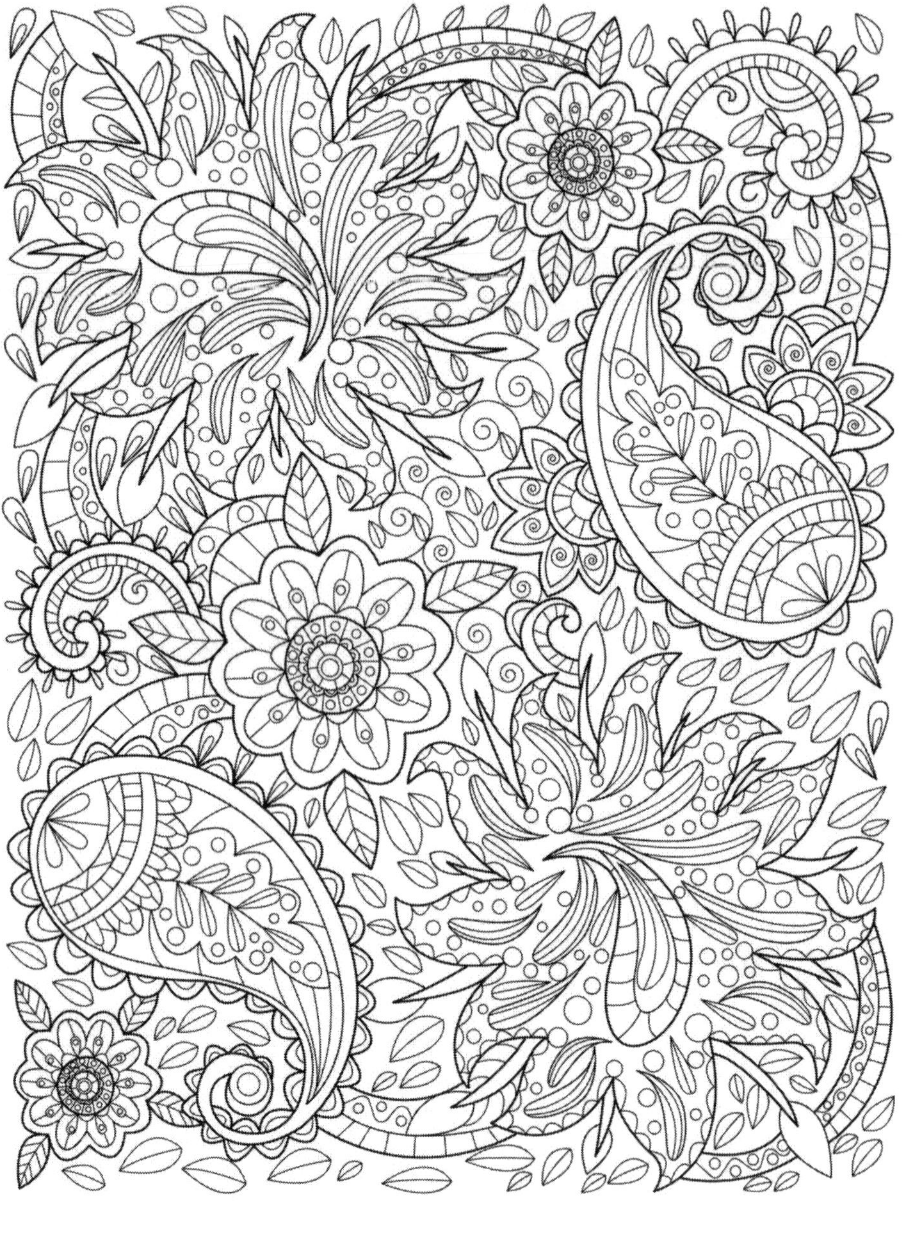

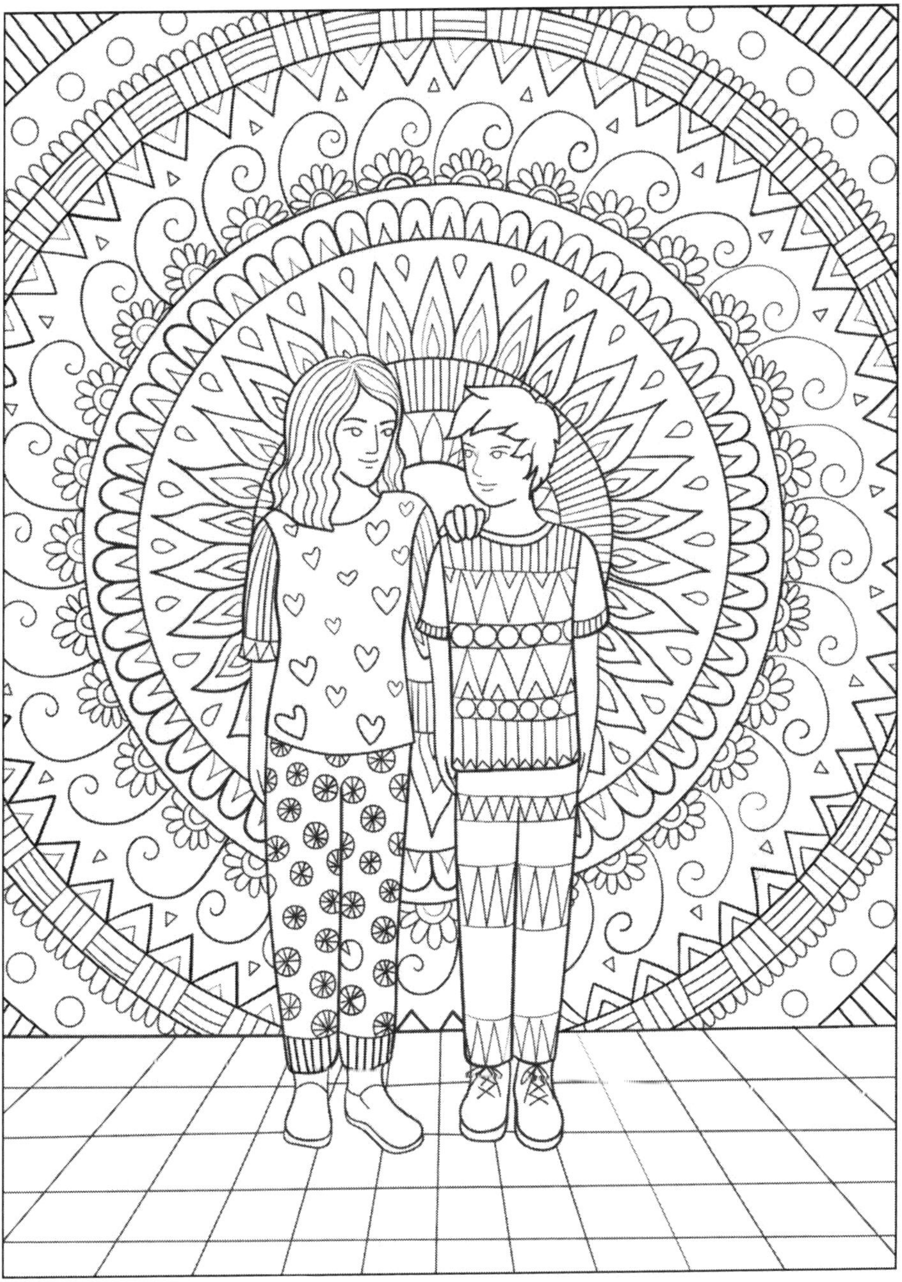

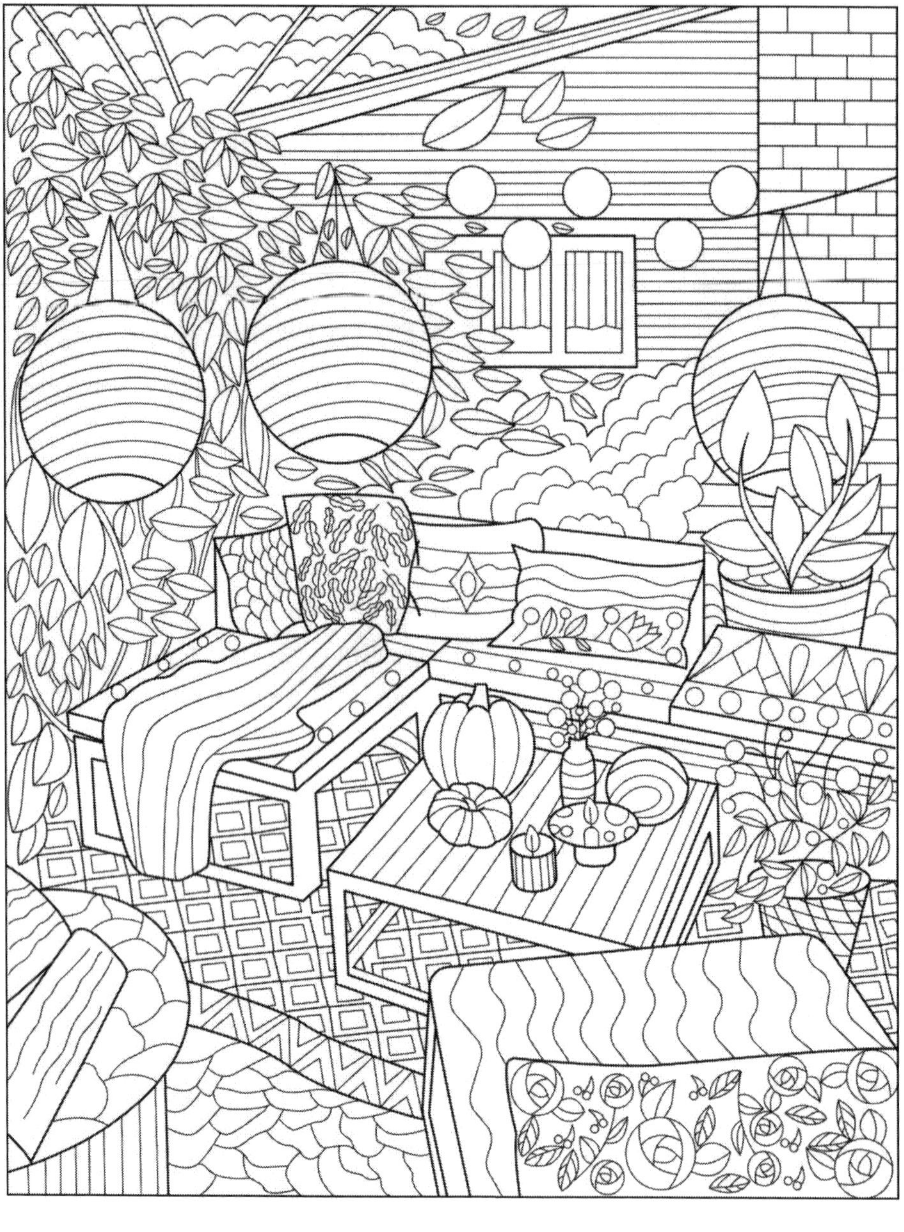

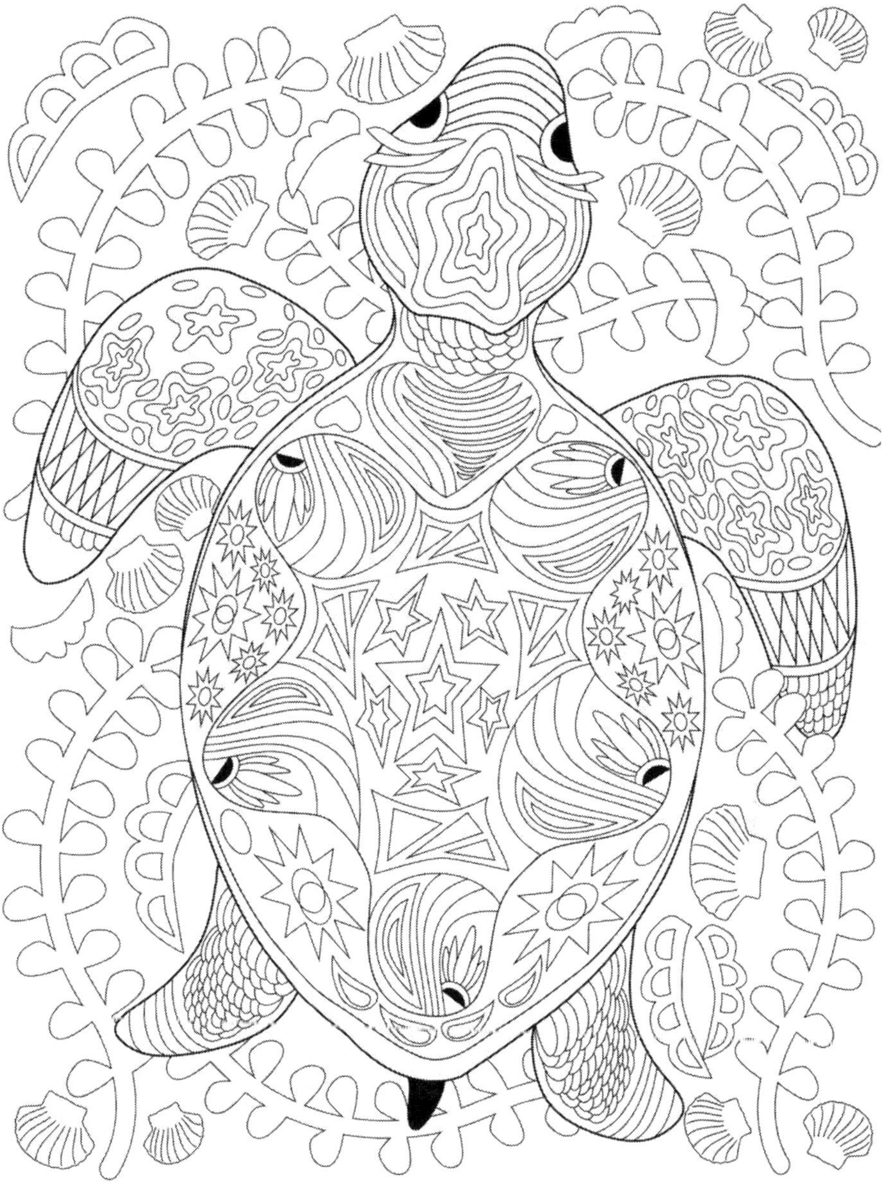

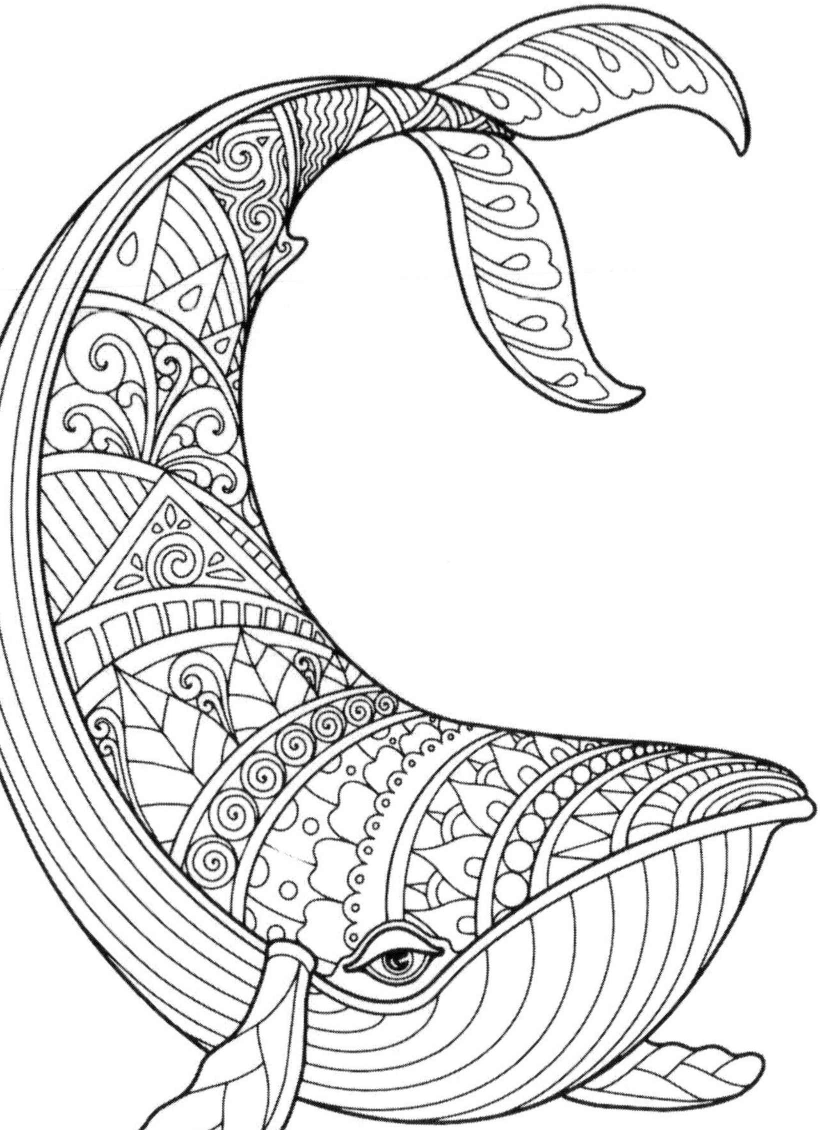

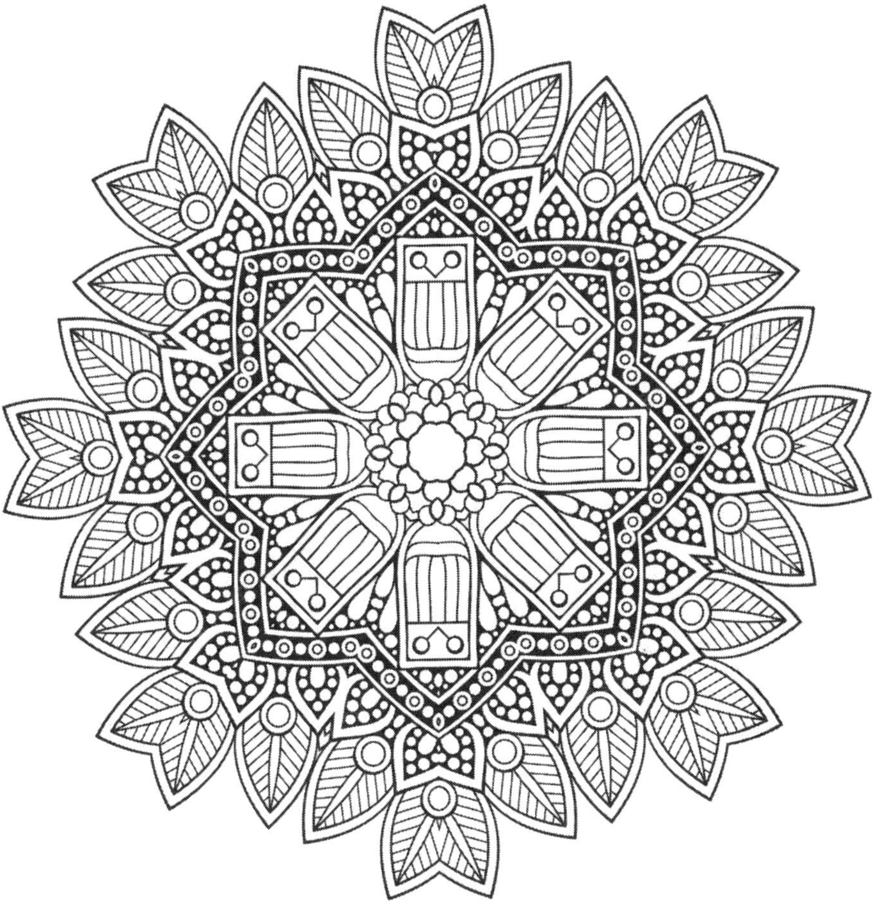

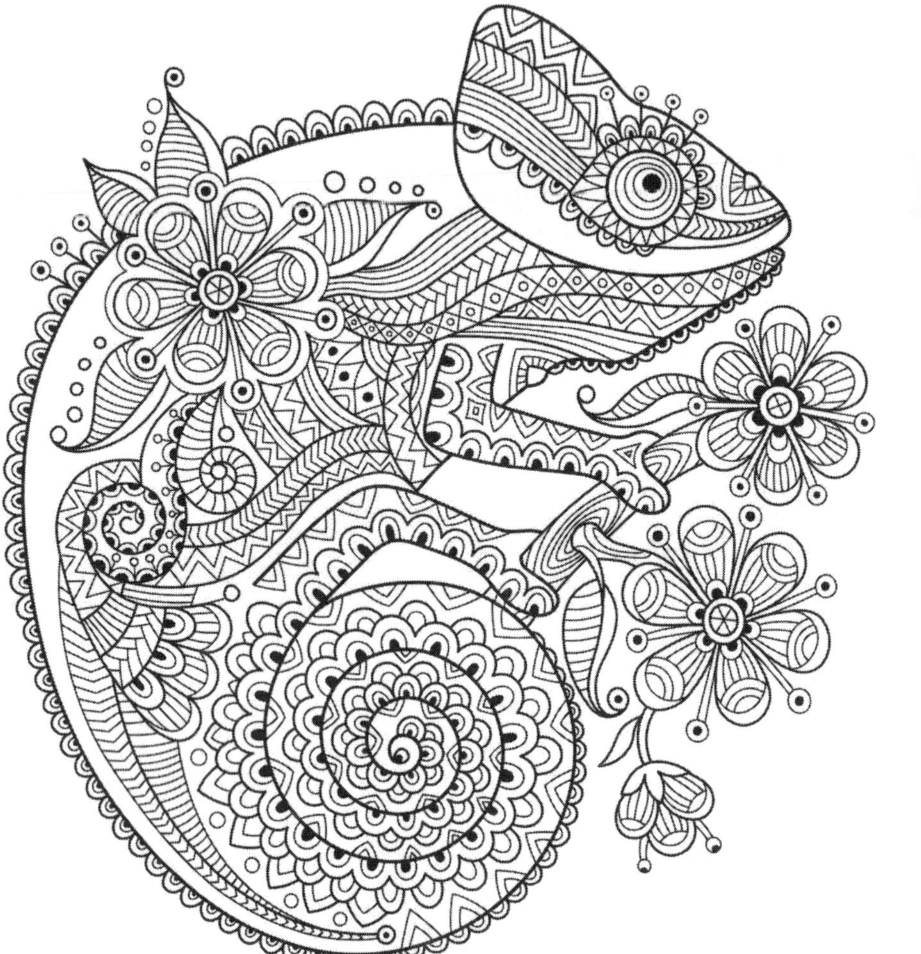

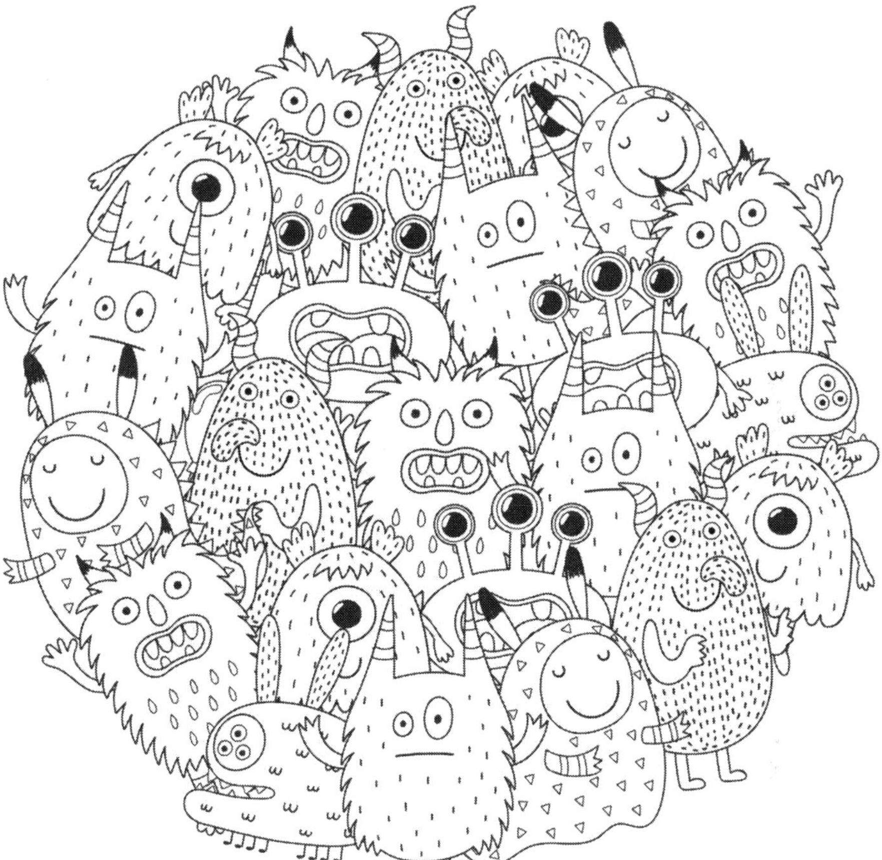

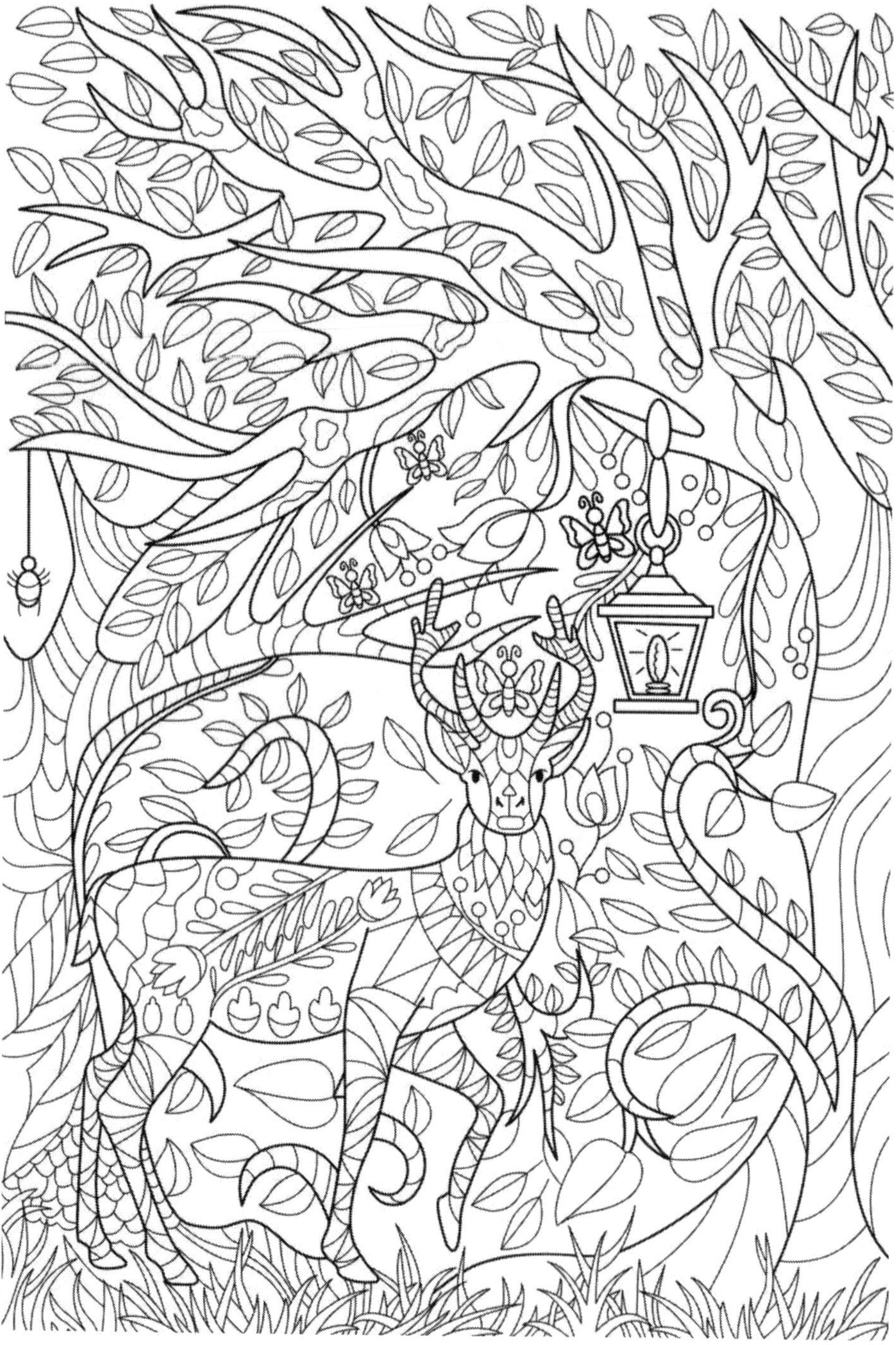

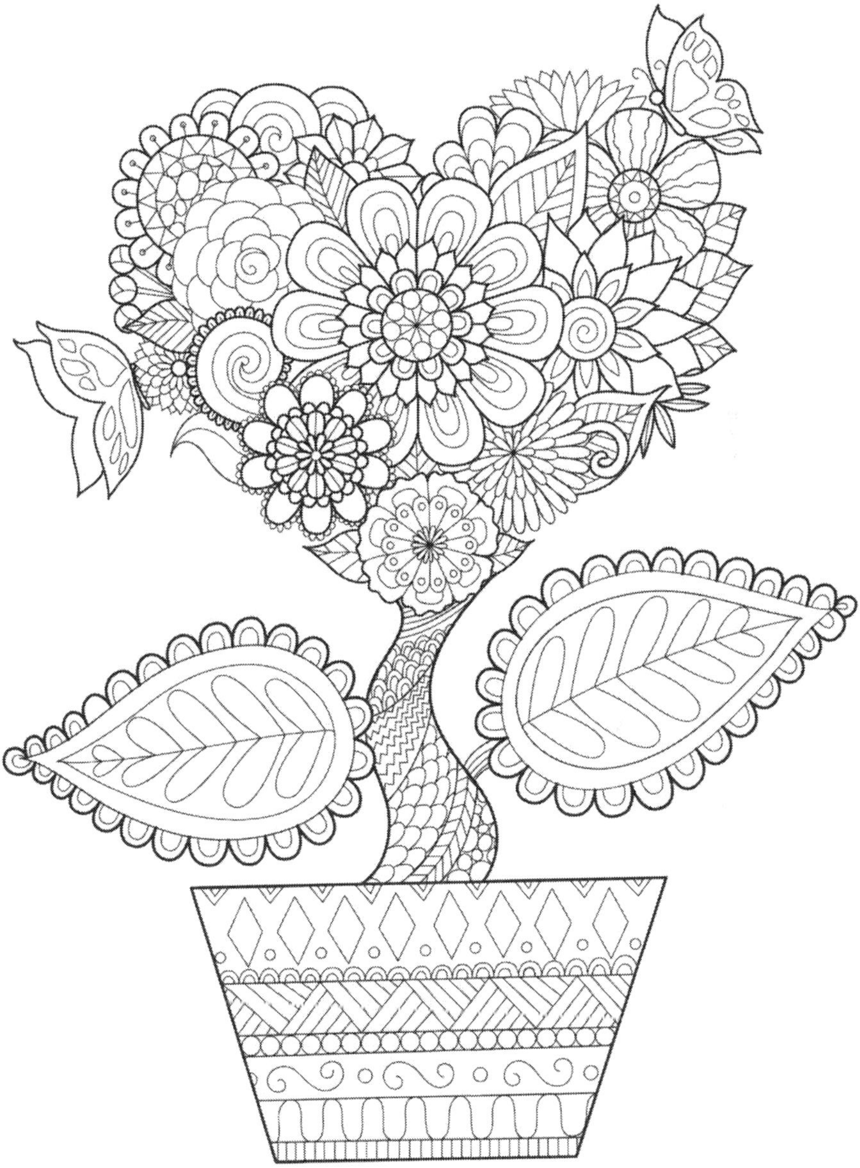

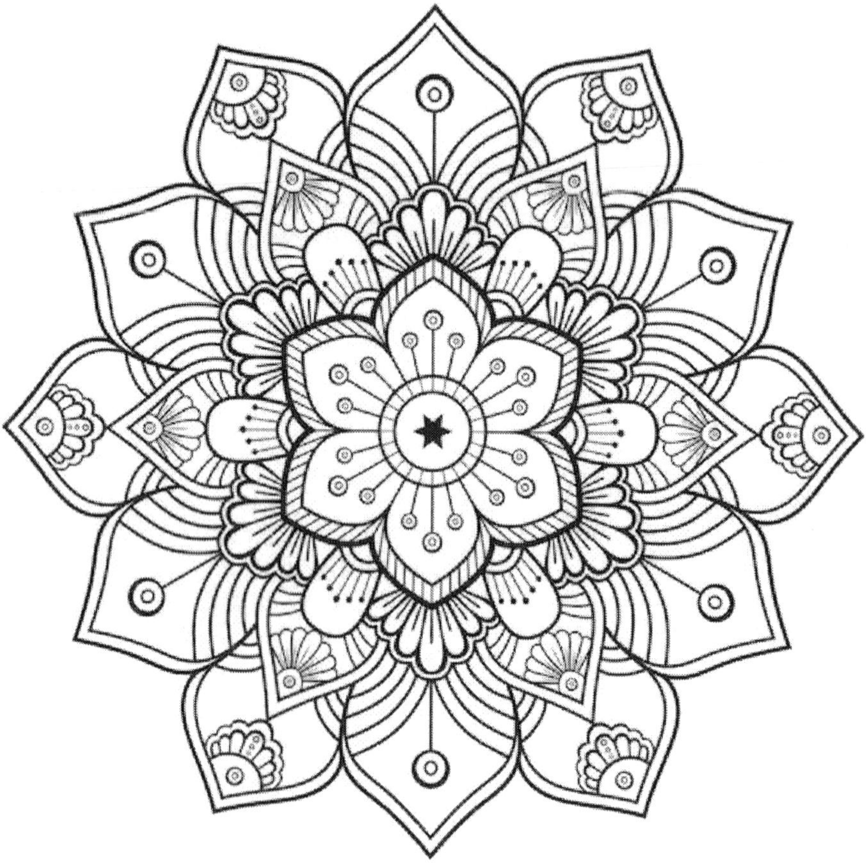

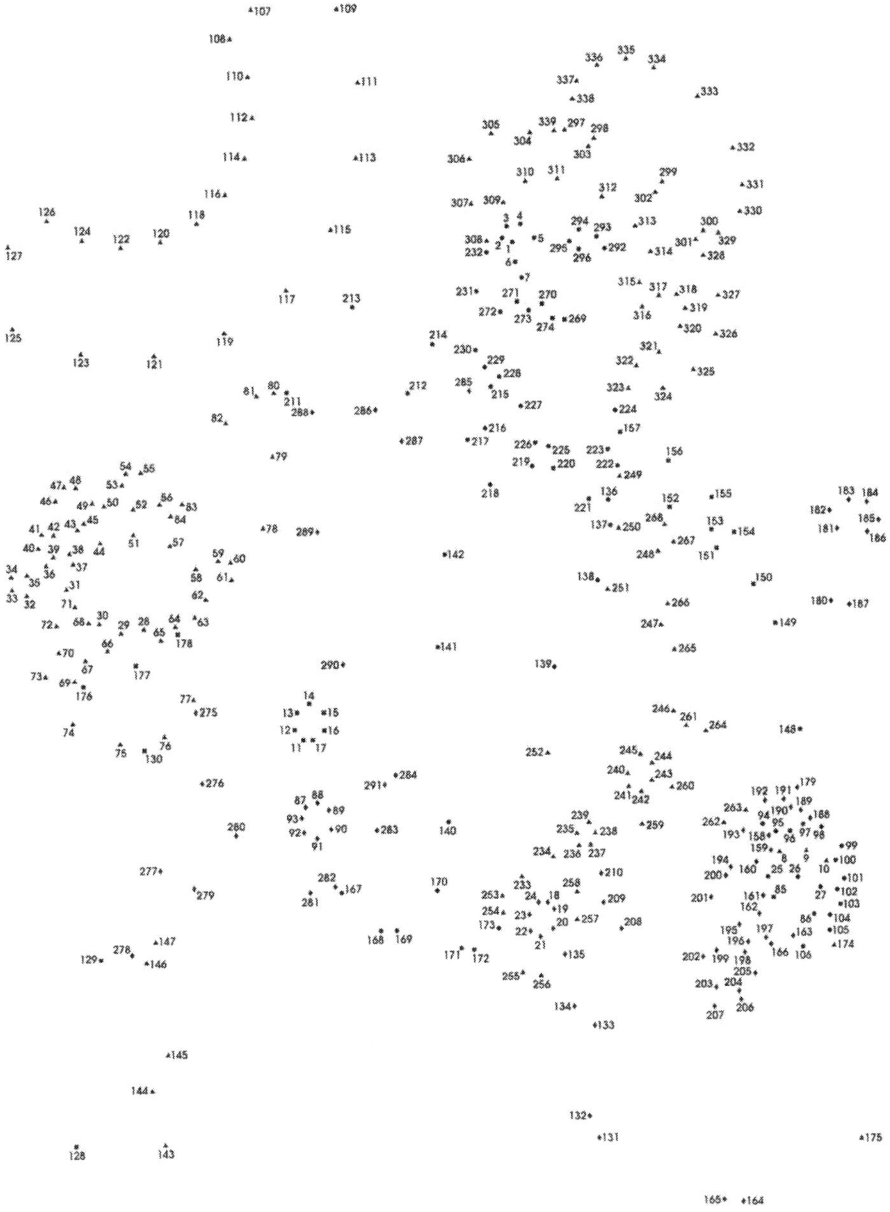

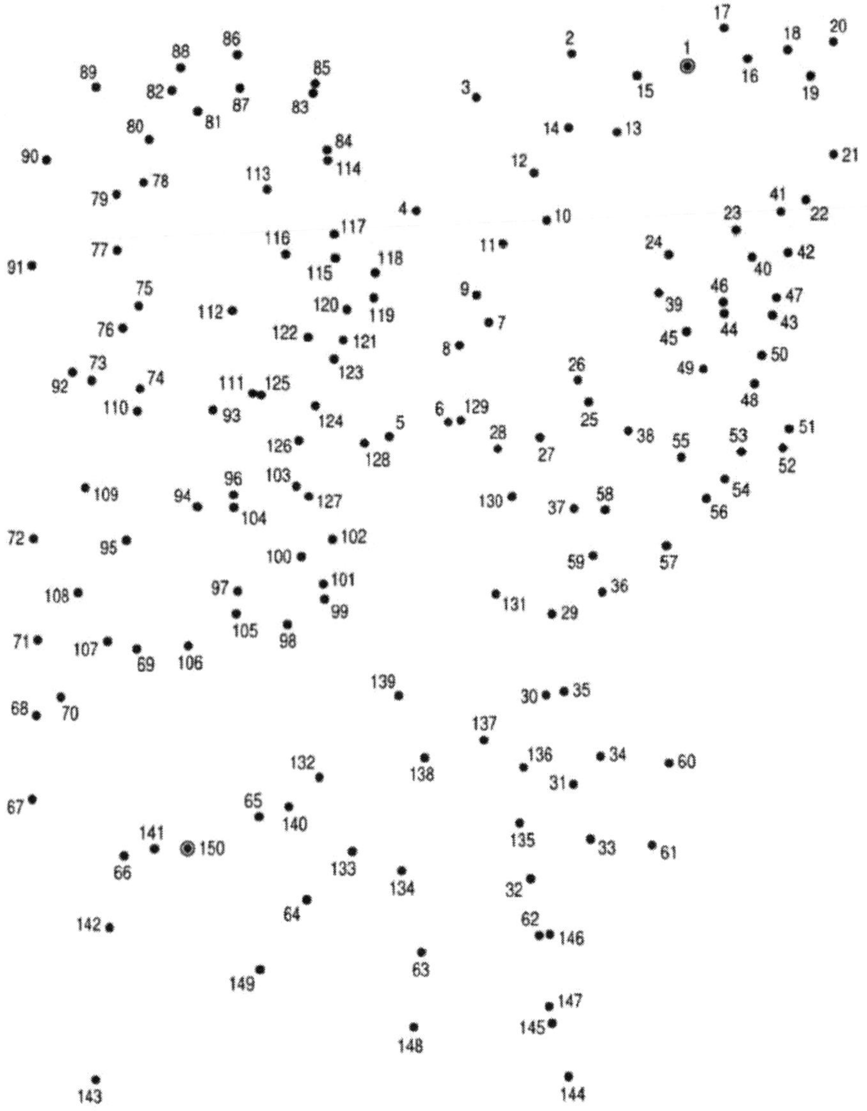

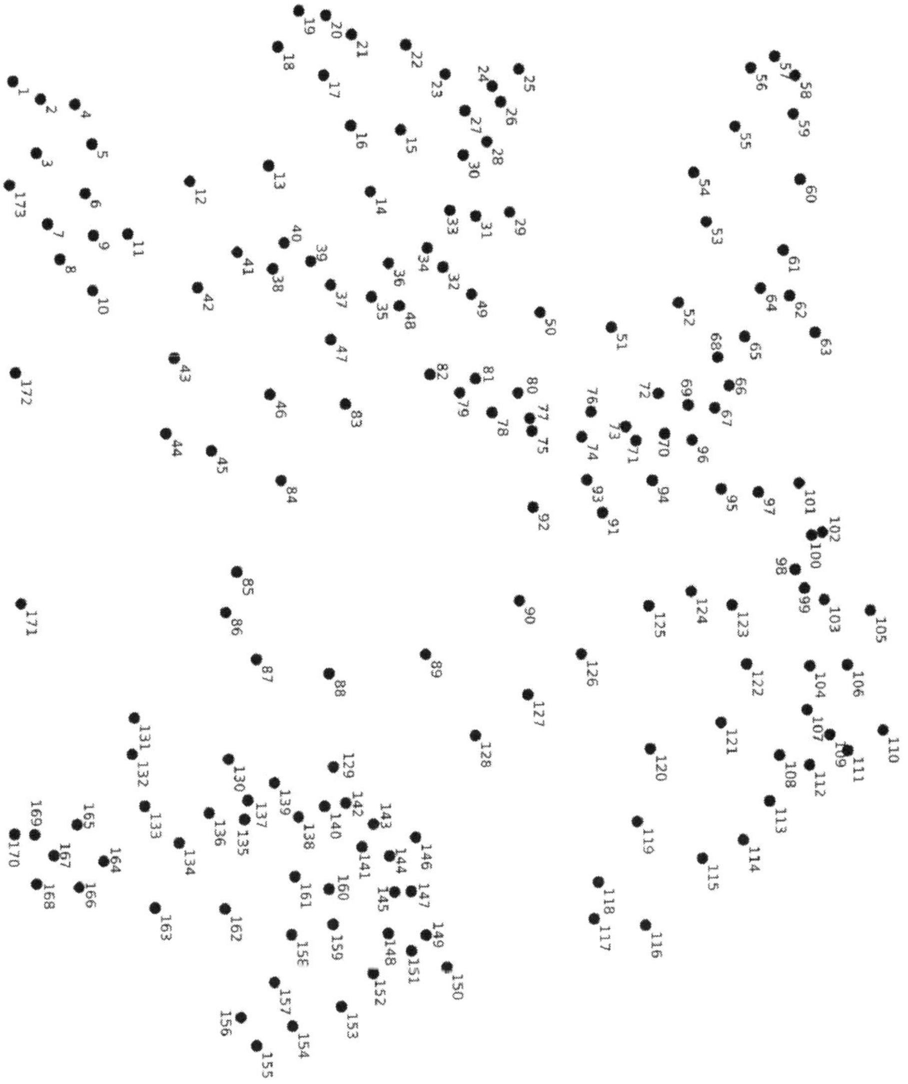

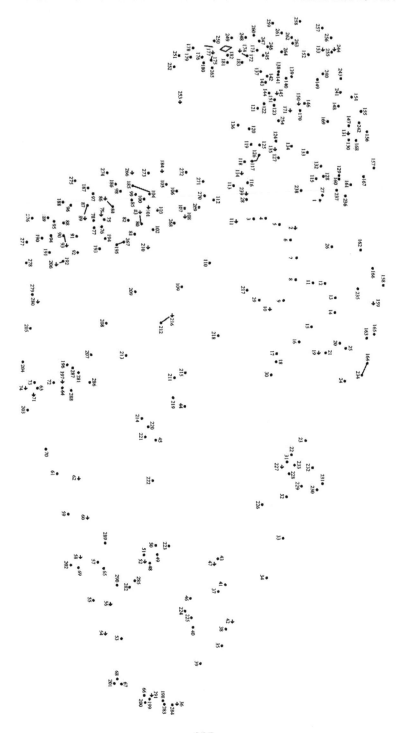

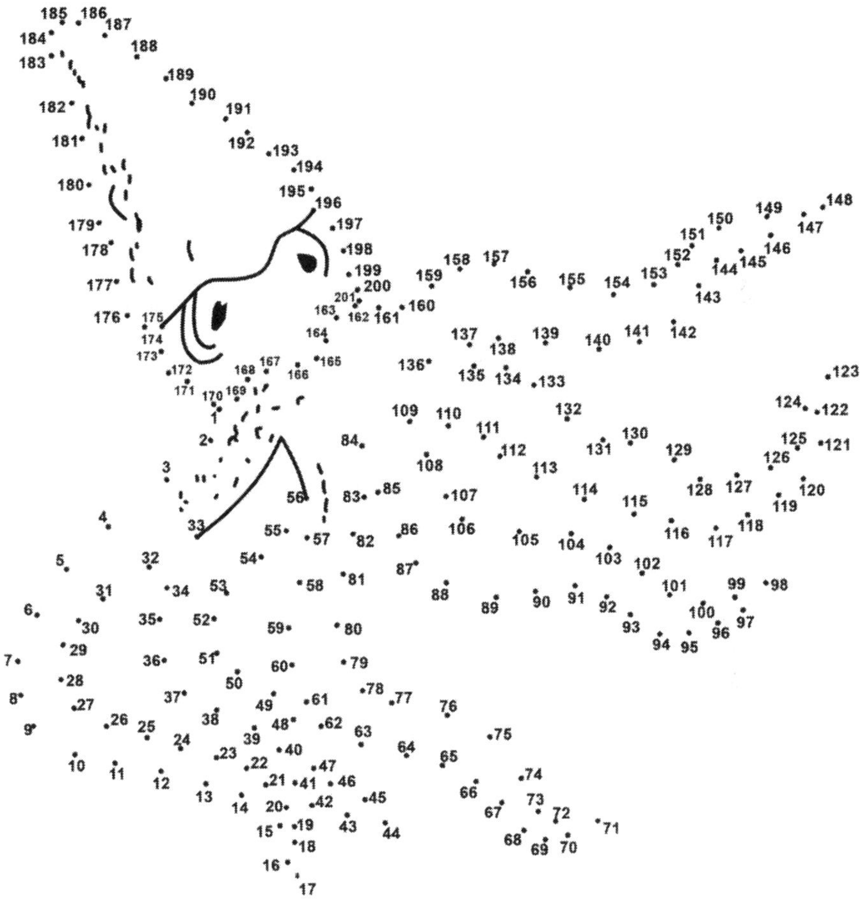

מצאו את ההבדלים

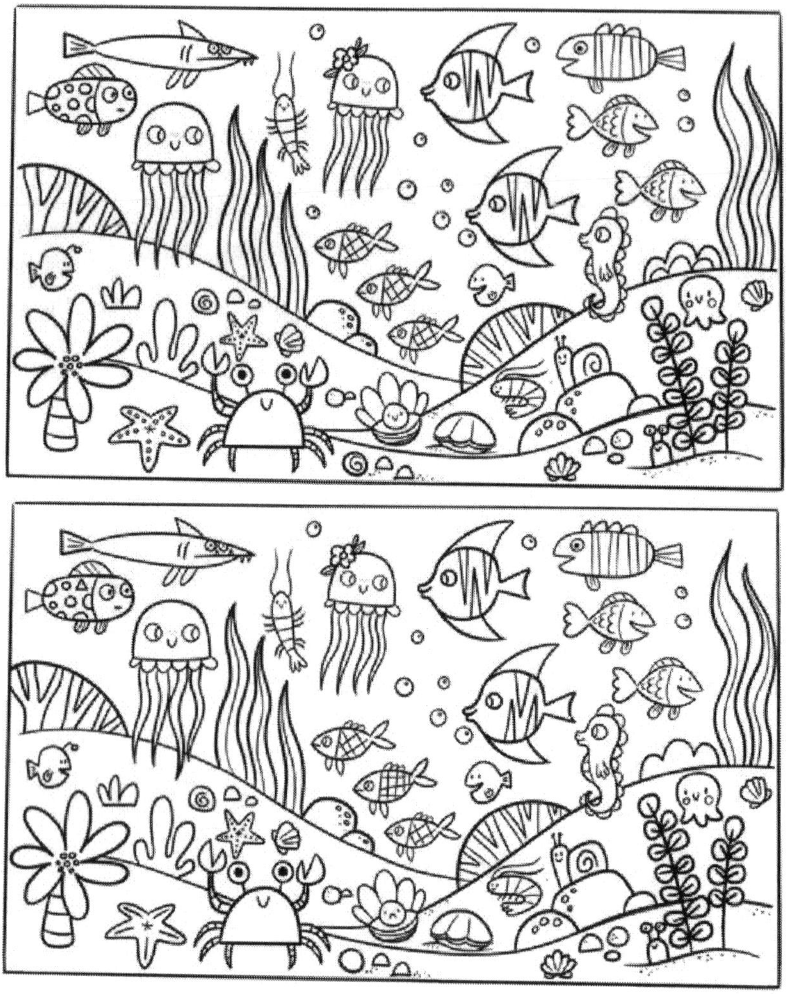

מצאו את ההבדלים

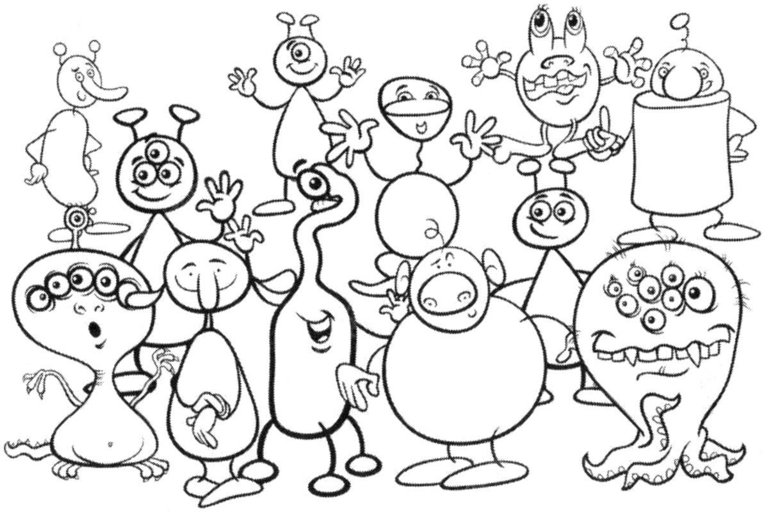

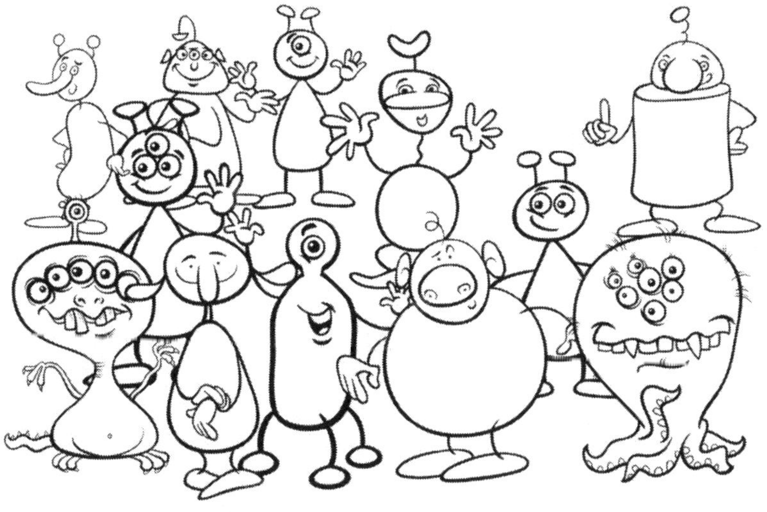

מצאו את ההבדלים

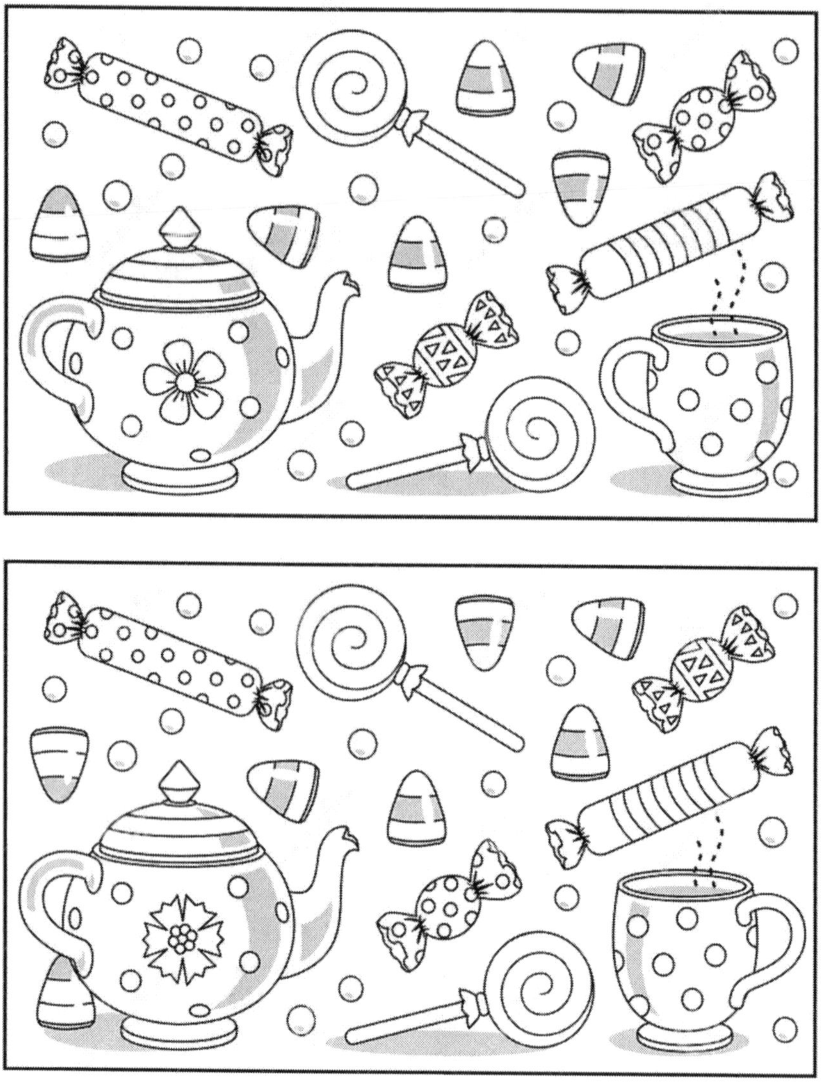

מצאו את ההבדלים

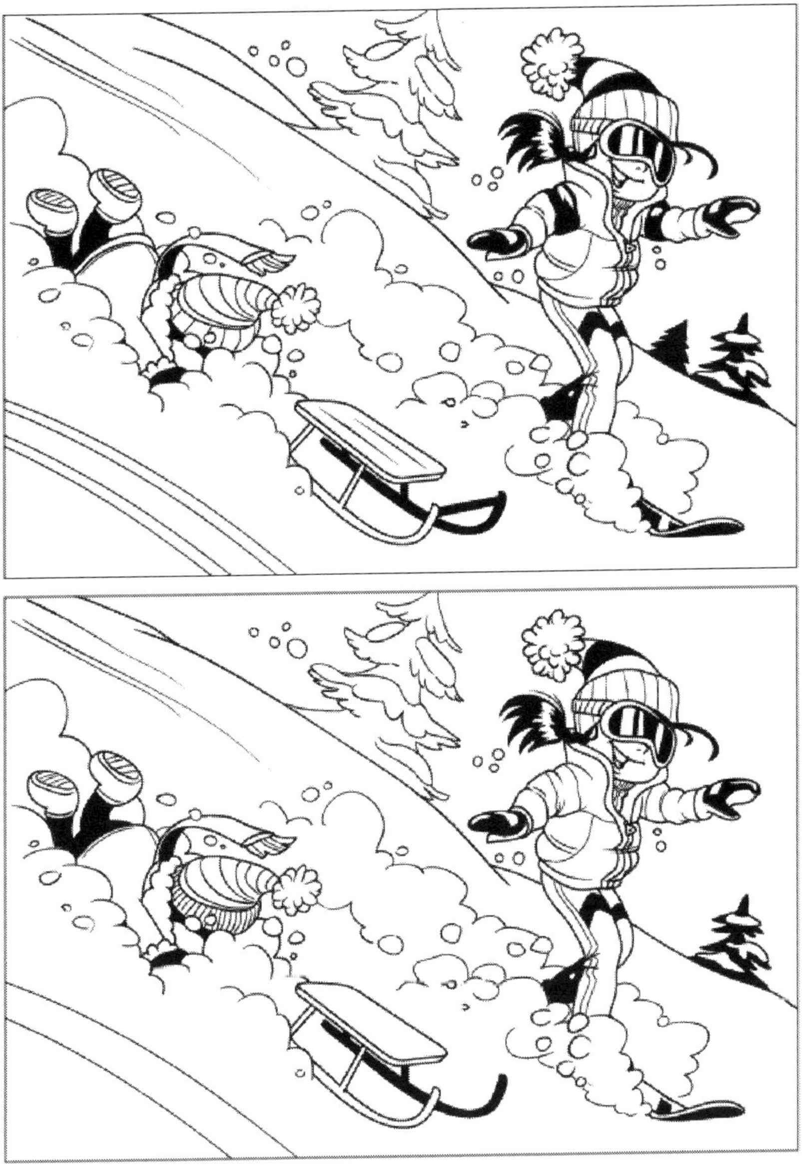

מצאו את ההבדלים

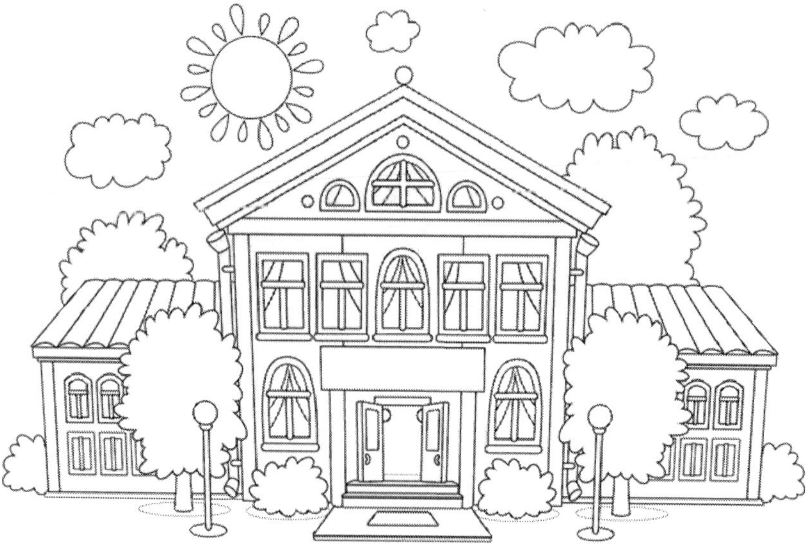

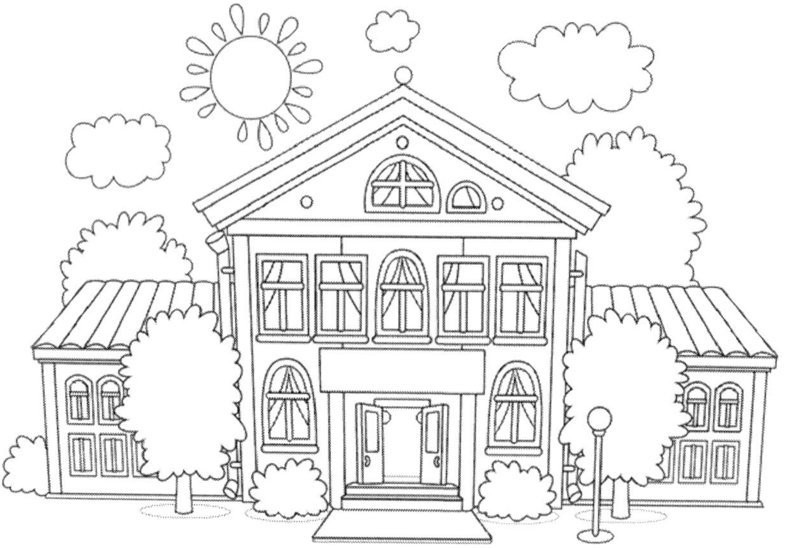